AF589019

OPUSCULE MÉDICAL.

OPUSCULE MÉDICAL

A LA PORTÉE

DES GENS DU MONDE,

PAR M. CASTAGNY,

DOCTEUR EN MÉDECINE,

EX-ASSOCIÉ RÉSIDANT DE LA SOCIÉTÉ ROYALE DE MÉDECINE DE MARSEILLE,

MAIRE DE LA COMMUNE DE CABANNES.

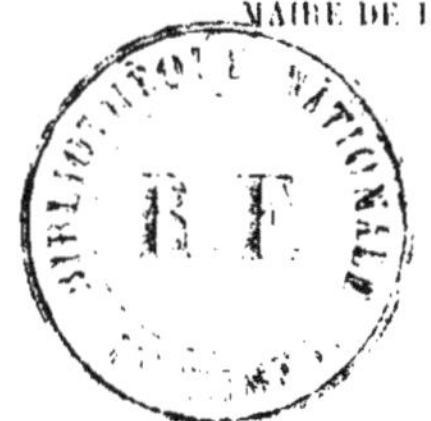

N'est-il pas absurde de toujours épiloguer sur les mots et les pensées des autres, sans penser soi-même et de soi-même.

ZIMMERMANN, *Traité de l'Expérience.*

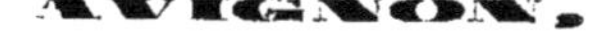
AVIGNON,

LAURENT AUBANEL, IMPRIMEUR - LIBRAIRE.

1848

Après avoir exercé la médecine dans plusieurs villes notamment à Martigues, délicieuse cité à l'allure Vénitienne, aussi attrayante par la beauté de son site que par l'aménité de ses habitans; cédant au désir de ma famille et aux pressantes sollicitations des habitans de Cabannes, village aussi beau de sol que modeste de nom, je me suis livré pendant douze ans à la pratique de mon art au sein des populations agricoles. Le grand nombre de malades que j'y ai soignés, la confiance illimitée dont j'y ai joui, peut-être aussi les fonctions administratives qu'on m'y a confiées, m'ont mis dans une position très-favorable pour constater les vrais principes de la science médicale et pour connaître à fond les mauvaises habitudes, les erreurs et les préjugés qui portent atteinte à la santé des habitans des campagnes. De ce double avantage, est résulté pour moi une double obligation, celle de faire connaître au public et surtout à mes confrères les erremens qui m'ont procuré le plus de succès au lit des malades; celle non moins importante d'indiquer aux classes rurales au milieu desquelles je vis, ce qu'il faut qu'elles évitent pour conserver leur santé, ce qu'il faut qu'elles fassent pour abréger leurs maladies. Je désire qu'il m'ait été donné d'atteindre ce double but dans les trois chapitres dont se compose cet

Opuscule et qui ont pour titre : *de la Médecine, de la Santé, de la Maladie.* Le premier quoique tout dogmatique sera, aussi facilement compris que les deux autres, par les gens instruits. A une époque où la nouveauté des systèmes exerce une si grande influence sur les esprits, il n'est guères possible, et il serait peu fructueux de parler Santé et Maladie, sans entrer dans quelques développemens au sujet des principales théories médicales qui sont pratiquées de nos jours. Je ne puis d'ailleurs me soustraire à la nécessité de faire connaître aux médecins qui me liront, jusqu'où m'a conduit l'application des principes de philosophie médicale que j'ai adoptés.

DE LA

MÉDECINE.

La Médecine est aussi ancienne que le monde; son point de départ est la nature, qui fit pour les premiers hommes ce qu'elle fait journellement pour les animaux et les sauvages. Elle leur indiqua instinctivement ce qui pouvait les soulager dans leurs maladies. Les malades firent part de leurs découvertes, l'observation les enregistra, l'expérience et quelquefois le hasard les agrandit, et en peu de temps sans doute la tradition orale put transmettre la connaissance de plusieurs remèdes. Les hommes éclairés de cette époque, c'est-à-dire les philosophes, les législateurs, les pontifes et les rois, recueillirent avec soin toutes ces notions, les accrurent de leurs lumières, les fortifièrent de leur expérience, et beaucoup d'entre eux se firent un honneur d'exercer l'art de guérir. Quelques-uns obtinrent des succès si fréquents, que le peuple, dont l'ignorance était alors très-grossière, s'empressa de les diviniser. Cette superstition donna naissance au culte du dieu de la Médecine : Esculape eut un temple, Hermès des adorateurs. Les ministres de ces faux dieux rendirent des oracles, opérèrent des guérisons, et la multitude attribua à la puissance d'un pouvoir surnaturel ce qui n'était que l'œuvre de quelques prêtres instruits.

Ainsi donc la Médecine a été connue et pratiquée par tous les hommes de génie des temps les plus reculés; mais aucun d'eux ne s'était consacré exclusivement à son étude, aucun d'eux n'avait eu la pensée de coordonner les élémens épars de cette science pour en déduire des principes et une doctrine bien caractérisés. Cette gloire était réservée à Hippocrate, nommé à juste droit le père de la Médecine. Ce fut lui qui, après avoir étudié la nature souffrante avec une sagacité sans exemple, plus riche de sa propre expérience que des leçons du passé, décrivit le premier, avec une admirable précision, les symptômes des maladies, en découvrit les causes, en pronostiqua la terminaison. Ce fut lui surtout qui constata l'assujétissement de l'organisme, soit en santé, soit en maladie, à un principe général auquel il donna le nom de nature, et de cette manière fonda cette belle doctrine médicale du Vitalisme, que vingt-deux siècles n'ont pas fait vieillir, et qui, fortifiée aujourd'hui des progrès qu'ont faits l'anatomie, la physiologie et toutes les sciences qui se rattachent à l'art de guérir, éclaire d'une clarté toujours brillante la marche des médecins judicieux. Les écrits qu'a laissés ce grand homme sont pour eux la source où ils puisent les plus beaux enseignemens, la mine où ils découvrent les plus utiles préceptes.

Cela dit, qu'ai-je besoin de m'occuper des théories de tout genre qui ont paru dans la suite des siècles, et dont l'ensemble constitue l'histoire, d'autres diraient le roman de la Médecine ; de quelle utilité serait pour le public de savoir qu'il y a eu des médecins *humoristes*, des médecins *solidistes*, des médecins *iatro-mathématiciens*, *iatro-chimistes*, et je ne sais combien d'autres qui ont pris les rêves de leur imagination pour les lumières de la vérité ; ce qu'il importe de lui dire, c'est que les mille erreurs que l'esprit de système a répandues dans le domaine de l'art de guérir, se sont toujours dissipées à la lueur du flambeau de la Médecine hippocratique, habilement porté par les hommes de génie que la Providence a fait naître à toutes les époques pour le soulagement de l'humanité souffrante.

Mais s'il est oiseux de s'occuper de toutes les hérésies médicales des siècles passés, il est très-utile de signaler et de combattre celles qui nous sont contemporaines : la plus saillante est celle qui s'est parée du titre pompeux mais trompeur de Médecine physiologique.

Fille d'un homme prodigieusement habile, mais insatiable de renommée, elle apparut sur l'horizon médical si séduisante de fraîcheur et de gracieuse simplicité, que la majorité des médecins courut à elle avec enthousiasme, et qu'il fut salué lui-même par la jeunesse de nos écoles du nom de restaurateur de la médècine.

Qu'enseignait donc de si entraînant ce célèbre réformateur? Il enseignait en médecine ce que d'Holbach, Helvétius, Diderot et autres enseignaient en morale : le MATÉRIALISME. Les uns se moquaient de Dieu, celui-ci du principe vital. *La maladie est la souffrance d'un organe*, criait bien fort du haut de sa chaire M. Broussais ; *cette souffrance est une irritation*, *les débilitans en sont le remède ; point de maladie sans lésion locale.*

Tel est, réduit à sa plus simple expression, ce système qui a fait tant de bruit, tant d'adeptes, et il faut bien le dire, tant de victimes : tant de bruit, parce qu'il renouvelait la science jusque dans ses fondemens : tant d'adeptes, parce qu'il était d'une simplicité si naïve que les moins capables pouvaient le pratiquer ; tant de victimes, parce que la saignée répétée jusqu'à six fois, les sangsues appliquées par centaines, la diète prescrite indéfiniment, tuent quatre-vingts fois sur cent.

Dans l'intention de prouver l'excellence de ses principes, M. Broussais mit à contribution l'anatomie pathologique, fit ouvrir beaucoup de cadavres, et le scalpel à la main, il montra et fit toucher à ses nombreux disciples ces altérations de tissus, ces lésions organiques qu'il avait signalées, et tous d'applaudir et de dire avec lui : La maladie est la souffrance d'un organe. Conclusion absurde, mais épreuve utile ; car l'anatomie, si habilement exploitée depuis, a jeté de vives clartés sur la nature et la fréquence des désordres que les maladies négligées ou mal traitées font naître dans les organes.

Dans la doctrine que je viens d'exposer, point de maladies générales, c'est-à-dire provenant d'une perturbation plus ou moins profonde du principe vital et attaquant d'emblée toute l'économie. Le professeur vous l'a dit : *toute maladie est primitivement locale;* c'est d'abord un seul point, un seul tissu, un seul organe qui est atteint, presque toujours c'est l'estomac, C'EST UNE GASTRITE. Et voilà pourquoi les sangsues, la saignée, l'eau de gomme et la diète sont les principaux moyens de guérison qu'il a prescrits, toutes choses dont l'usage tant soit peu prolongé a réellement pour effet de produire une gastrite dont les médecins hippocratiques n'ont pas de peine à triompher, en ordonnant des potages succulents, des rôtis de bœuf et du bon vin.

L'homme qui a dit : « La vie est le produit de la matière organisée, la maladie est la souffrance d'un organe, » a donc enseigné le matérialisme en médecine. Ce matérialisme, aussi absurde que dangereux, a eu pour résultat de faire prendre l'effet pour la cause, le produit des maladies pour leur origine ; il a donné naissance à cette méthode de traitement qui, sous le nom de *débilitante*, a fait périr des milliers de malades privés de sang et conséquemment de vie, et qui a rempli le monde de valétudinaires ; il a éloigné la plupart des médecins de l'étude de cette belle philosophie médicale révélée par les plus beaux génies de la science, et qui consiste à voir dans l'homme trois choses bien distinctes : l'Ame, le Principe vital et les Organes ; l'âme, qui le fait penser, le principe vital qui l'anime, les organes, qui le font sentir. De cette manière d'étudier l'homme, découle une physiologie sublime et en harmonie avec sa nature aussi merveilleuse que complexe. Posé sur cette base, l'art de guérir devient une science élevée, immense; il ne se réduit pas à un mot, *l'irritation*, à un remède, *l'effusion du sang ;* il donne la raison des phénomènes étonnants que présente l'organisme à l'état sain et à l'état malade, et pousse ainsi l'observateur vers ce spiritualisme médical qui a servi de base à tous les grands vitalistes qui ont illustré la Médecine.

Le spiritualisme en médecine !... N'allez pas rire de ce mot, esprits étroits qui ne regardez la vie et la pensée que comme un produit de la matière. Ne vous a-t-on pas appris et devriez-vous oublier que ce spiritualisme dont vous vous moquez, on est obligé de l'admettre pour l'explication de presque tous les faits dans les sciences les plus matérielles. Que comprendriez-vous, dites-moi, en physique, en chimie, en minéralogie, en géologie, en astronomie, si vous n'y teniez compte de ce qu'on est convenu d'appeler les fluides impondérables ? Comment expliquerait-on les innombrables combinaisons des corps, les immenses révolutions planétaires, si l'on n'avait recours à ces grands principes immatériels auxquels on a donné le nom d'électricité, de magnétisme ? La matière, quelque part que vous la preniez, organisée ou inerte, est régie par l'esprit; rien dans ce vaste univers ne peut se soustraire à sa dépendance, le grain de sable et la planète, le brin d'herbe et l'homme sont soumis à ses lois. Eh quoi ! pour expliquer le symétrique arrangement des molécules d'un minéral cristallisé, vous admettez l'impulsion d'un principe immatériel, et pour expliquer l'admirable jeu des fonctions humaines, vous les rejetez! Aveuglement inconcevable! Et les prodigieux effets de l'illumination des somnambules et des magnétisés, à quoi les attribuez-vous? Ah! je vous en conjure, hommes trop rigoureusement positifs, ne soyez pas toujours et sans cesse attachés à la matière. Laissez monter votre intelligence dans ces régions élevées où l'âme éclairée d'une clarté divine reçoit la compréhension de ces principes qui, émanés du Ciel, tombent sur la terre pour donner la forme, la force, la vie et le sentiment à la matière, et alors, que vous soyez philosophe ou médecin, moraliste ou savant, vous serez avantageusement placé sur cette belle et large voie de la métaphysique, qui est entre la terre et Dieu, et par laquelle il faut passer pour cultiver avec succès l'arbre de la science humaine.

Le spiritualisme appliqué à la Médecine nous donne la compréhension de ces belles lois du vitalisme, dont la connaissance est le plus sûr flambeau pour éclairer notre marche dans les routes si ténébreuses de l'art de guérir. Appuyé sur elles, le médecin demeure moins surpris et moins désarmé en présence de ces grandes épidémies qui ravagent de temps à autre l'espèce humaine; il discerne mieux les causes, apprécie mieux la nature de ces affections profondes qui envahissent tout l'organisme, en troublent toutes les fonctions, bien qu'il soit impossible de constater la moindre lésion matérielle, le mal circulant partout et ne se fixant nulle part. Ces lois sont aussi son guide dans celles dont la localisation, quoique bien caractérisée, ne les soustrait pas à l'influence, quelquefois même à l'entière dépendance de la lésion du principe vital qui les a fait naître, dans celles aussi où le désordre organique, agissant pour ainsi dire mécaniquement, est la cause, l'occasion d'un trouble vital général, ce dernier état n'en constituant pas un symptôme, mais bien une complication.

Le médecin vitaliste est le médecin observateur par excellence ; mais l'observation à laquelle il se livre n'est pas toute de sens, elle ne se borne pas à la recherche d'un désordre local, à l'étude de quelques symptômes organiques, car il sait très-bien et ne perd jamais de vue qu'au-delà de ces organes qui souffrent, de ces fonctions qui sont troublées, il y a une nature, pour me servir de l'expression d'Hippocrate, qui réagit, qui combat, nature qu'il faut aider et suivre ; il entend sa voix, comprend ses besoins, se plie à ses tendances. Le médecin vitaliste n'oublie jamais que dans la généralité des cas, les troubles organiques sont les phénomènes indicatifs d'une altération vitale générale qui tend à se matérialiser, que ces troubles, quoique bien manifestes, bien caractérisés, ne nécessitent qu'un traitement secondaire, la principale et la plus importante indication consistant à ramener le vitalisme à son état normal par les moyens que l'expérience a consacrés.

Pour être ainsi pratiquée et comprise, la Médecine nécessite une hauteur d'intelligence et une finesse de jugement que peuvent difficilement acquérir ceux qui entrent dans la carrière médicale sans y être préparés par de bonnes études. Arrière donc les ignorants et les obtus !

La doctrine du professeur du Val-de-Grâce avait tellement fasciné les esprits, sa souveraineté fut si prompte et si étendue, que les médecins les plus éclairés de notre époque n'osèrent que timidement défendre le vieux dogme du vitalisme ; quelques-uns se défendirent avec chaleur d'avoir jamais eu la pensée d'admettre des *maladies essentielles*, c'est-à-dire, existant par elles-mêmes et sans cause organique ; ils faisaient au contraire, disaient-ils, dépendre les fièvres dites essentielles de l'affection d'un système ou d'un appareil d'organes ou d'une altération primitive des fluides ou d'un principe morbifique circulant avec nos humeurs... Tant il est vrai que la théorie la plus erronée, quand elle est marquée au coin du génie et qu'elle est de mode, ébranle si elle ne fait tourner les plus fortes têtes.

Heureusement pour l'humanité, quelques médecins, hauts de science et de pratique, attaquèrent avec chaleur les principes de la nouvelle doctrine. Le plus fougueux d'entre eux fut le savant professeur Lordat, qui, pendant plusieurs années, ne discontinua pas de défendre et de placer bien haut sur sa chaire le vieux drapeau du vitalisme, que Barthez, son illustre maître, lui avait légué. Je me souviendrai toute ma vie de cette phrase prononcée par lui devant six cents élèves : « On fera les funérailles de la Médecine dès le moment où l'on voudra trouver la raison des maladies dans la lésion des organes. » Cette assertion, qui servait de corollaire aux brillantes leçons de ce médecin, porta mon esprit vers l'étude de cette belle doctrine du dynamisme vital, dont Hippocrate est le fondateur, et qui, sous différents noms, a servi de base aux écrits et à la pratique de Van Helmont, de Stahl, d'Hoffmann, de Bordeu, de Lecat, de Barthez et d'une foule d'autres praticiens célèbres qu'il serait trop long de citer.

Depuis lors, je n'ai cessé d'en faire le sujet de mes méditations journalières ; fortifiées de mes études cliniques, ces méditations m'ont ouvert une voie nouvelle pour l'explication et le traitement des maladies. En la signalant au public et à mes confrères, je crois remplir un devoir de conscience et de profession.

La maladie est la souffrance du principe vital. — L'irradiation de cette souffrance sur toute l'économie constitue cet état de trouble général et fonctionnel plus ou moins marqué auquel on a donné le nom de fièvre.

La fièvre est donc la manifestation première de la perturbation du principe vital, le premier cri de sa souffrance; elle ne peut se prolonger sans que les principales fonctions en soient de plus en plus troublées, et ce trouble ne peut durer sans que les organes ne finissent par être lésés, principalement ceux qui y sont prédisposés naturellement ou accidentellement; c'est pourquoi, en définitive, et comme dernier effet, certains tissus, certains systêmes sont matériellement atteints; alors, mais seulement alors, il y a lésion organique, mais non localisation de la maladie; le mal se complique, mais il ne change pas de nature; il y a toujours une altération vitale générale, un état fébrile ne discontinuant pas de rayonner, et sur les fonctions et sur les organes.

Il y a donc un élément commun de toutes les maladies: c'est la fièvre, qui est une, indivisible, toujours de même nature et éminemment essentielle comme son principe. Cette vérité a été proclamée il y a vingt-deux siècles par le père de la Médecine: *Est tamen una et eadem omnium morborum forma et causa*, a dit Hippocrate au livre *de Flatibus.*

Aussi tous les nosographes qui ont admis plusieurs groupes de fièvres et qui ont fait cette distinction si féconde en débats, de fièvres essentielles et de fièvres symptomatiques, ont, selon moi, commis une grande erreur en regardant comme signes distinctifs de chaque espèce de fièvres ce qui n'en est que la complication; car, je le répète, la fièvre est invariable dans son essence, elle n'est variable que dans sa forme et son type; c'est un acteur qui change de costume et de scène, mais qui conserve son individualité.

S'il n'en était ainsi, il y aurait certainement autant de fièvres qu'il y a de maladies; chaque organe aurait la sienne, et M. Broussais aurait eu raison de dire que, puisqu'on admettait une fièvre méningo-gastrique, adeno-méningée, il fallait aussi admettre une fièvre pulmonaire, hépatique, etc.

Il est plus rationnel et plus véritable de ne reconnaître qu'un seul élément pathologique essentiel : c'est l'état fébrile qui, portant plus particulièrement son action sur tel appareil ou tel organe en vertu des prédispositions innées ou acquises, prend les noms de gastrite, d'entérite, d'hépatite, de pneumonie ou autres. Ici je parais me rapprocher de M. Broussais, tant il est vrai que les extrêmes se touchent. Mais remarquez l'énorme distance qui nous sépare : pour lui, le point de départ de la maladie est dans les organes ; pour moi, les organes sont le dernier terme de sa course et leur lésion son dernier résultat.

Quelle que soit la nature des causes qui portent atteinte à la santé, elles ont pour premier effet d'impressionner le principe vital. Cette impression, que vous appellerez ébranlement, combat, réaction, comme il vous plaira, se communique par lui à tout l'organisme, solides et fluides en sont imprégnés ; elle est d'abord peu sensible, peu appréciable, mais au fur et à mesure qu'elle se prolonge, elle devient plus marquée, le trouble qu'elle suscite dans les fonctions se dessine de plus en plus, et alors, si une crise naturelle ou des moyens appropriés ne la font cesser, elle acquiert plus d'intensité, rayonne avec plus de vigueur sur les appareils, puis sur les organes qu'un vice de constitution, que des causes prédisposantes ou occasionnelles ont rendues plus perméables à l'influx pathologique ; nécessairement alors le trouble fonctionnel qui s'y manifeste est plus appréciable. De cette prédominance d'action de l'élément pathologique sur eux naît le caractère, la forme et le nom de la maladie, que l'on appelle alors pneumonie, encéphalite, gastrite, etc., selon qu'elle s'exerce sur les poumons, l'encéphale, l'estomac, etc., non qu'il faille attacher à ces mots l'idée d'une lésion vitale circonscrite en eux, ils doivent seulement et uniquement exprimer que la perturbation vitale qui imprègne tout le corps est plus intense et plus marquée dans ces organes que dans les autres ; cela constitue, il est vrai, une complication, le mal en est grossi, mais il n'a pas changé de nature, c'est toujours une maladie générale qui règne et qu'il faut combattre, une lésion vitale qu'il faut neutraliser, sans négliger cependant les indications secondaires auxquelles donne lieu la concentration, l'accumulation de l'élément pathologique sur certains points.

Arrivée à ce degré, la maladie, toujours vitale, toujours essentielle, mais toujours aussi violente, ne tarde pas, si elle persiste, à altérer matériellement les organes, à léser leur tissu, et c'est alors, mais seulement alors, que le malade mourant, sa dépouille présente ces désordres organiques qui ont fait chanter victoire à tous les fauteurs de la médecine physiologique.

La fièvre, élément commun de toutes les maladies, état pathologique essentiel qui précède tous les autres, ne consiste pas, comme on le croit généralement, dans l'augmentation de la chaleur et la fréquence du pouls, ces deux états n'en constituent qu'une forme, c'est la plus fréquente. La fièvre est pour nous une altération du principe vital dont la nature intime nous est inconnue, mais dont nous reconnaissons l'existence d'après certains phénomènes morbides plus ou moins marqués, dont le plus fréquent est un trouble dans le système circulatoire, dont le plus caractéristique est un sentiment de lassitude. de torpeur dans les membres ; ce signe est généralement celui qui précède tous les autres, le dérangement des fonctions digestives le suit de près, et ce n'est, dans la plupart des cas, qu'après l'apparition de ces deux ordres de symptômes que se manifeste le trouble de l'appareil circulatoire.

Ce que je viens de dire me conduit à établir que la fièvre n'est jamais symptomatique dans le sens qu'on attache à ce mot ; car dire qu'une fièvre est symptomatique, c'est donner à penser qu'elle est entièrement sous la dépendance de la lésion locale à l'occasion de laquelle elle s'est produite, c'est-à-dire, qu'elle lui est inhérente comme la rougeur à l'inflammation, ce qui n'est pas exact, car, dans ce cas, bien que la fièvre soit occasionnée par une affection organique, elle ne constitue pas un symptôme de cette affection, mais une complication; c'est encore une maladie générale essentielle qui demande à être traitée séparément et spécialement, d'autant plus que sa persistance peut donner lieu au développement d'une série de phénomènes morbides bien plus graves souvent que la lésion organique à l'occasion de laquelle elle a pris naissance, et dont la guérison, par cela même, devient et plus lente et plus difficile.

Il résulte de tout ce qui précède que dans la généralité des cas, les maladies sont primitivement essentielles, primitivement identiques, qu'elles dépendent d'une seule et même cause, la lésion du principe vital, dont la fièvre est la première manifestation, ce qui constitue cette belle UNITÉ PATHOLOGIQUE découverte il y a plus de deux mille ans par Hippocrate : *Morborum autem omnium cum idem modus sit, locus tamen diversus est*, toujours au livre *de Flatibus*.

L'école de Montpellier, d'après les inspirations de Barthez et de Dumas, s'était rapprochée de cette loi de l'unité pathologique, en faisant dériver toutes les maladies d'un certain nombre d'affections élémentaires, ce que quelques médecins appellent des diathèses. Selon moi, c'était avancer vers la vérité, mais ce n'était pas l'atteindre, car je n'admets, avec le fondateur de la médecine, qu'un élément de maladies.

Nous avons la preuve de ce grand principe au temps des épidémies. Quel homme de l'art ignore que lorsqu'une maladie règne épidémiquement dans une contrée, plusieurs sujets heureusement constitués n'éprouvent que la lésion vitale primitive de cette maladie, c'est-à-dire la fièvre; qui ne sait qu'à l'époque malheureuse où le choléra sévissait dans nos villes, beaucoup de personnes n'ont éprouvé qu'une légère atteinte de ce fléau, ce qu'elles exprimaient en disant : J'ai éprouvé l'influence épidémique.

Ce principe de l'unité pathologique n'est-il pas écrit en grosses lettres dans l'histoire des fièvres intermittentes, affections tellement variées, tellement complexes, qu'il n'existe pas une seule maladie qui ne figure dans leur cadre, et cependant affections traitées partout, par tous et toujours de la même manière et avec succès, quelque diversité qu'elles offrent dans leur forme et leur gravité. Ne devait-il pas être déduit, ce principe, de la théorie des fièvres dites larvées, et Sydenham, Morton, Huxham ne l'ont-ils pas implicitement signalé en faisant observer que certaines maladies dans lesquelles on n'aperçoit pas de fièvres sont pourtant de vraies fièvres et doivent être traitées comme telles.

La variété des maladies ne dépend pas de la variété de leurs causes, mais bien de la variété des prédispositions morbides innées ou acquises, idiosyncratiques ou accidentelles.

En conformité des principes que je viens d'émettre, je définis la maladie : *une perturbation du principe vital avec prédominance d'action sur un ou plusieurs appareils, suivie, quand elle se prolonge, de la lésion d'un ou plusieurs organes.*

Exceptionnellement la maladie est une lésion organique presque toujours accompagnée ou suivie d'une altération vitale générale.

Que si l'on me demande en quoi consiste cette altération du principe vital, que je considère comme la source de tous les phénomènes morbides, je répondrai comme cet élève croate au sujet de la fièvre : « C'est ce que nous ne savons ni vous ni moi, ni aucun médecin du monde. » Ainsi, je ne vous dirai pas, avec Hoffmann, c'est un spasme, avec Brown, c'est de l'excitabilité en plus ou en moins, avec Rasori et Tommasini, c'est un excès ou un défaut de stimulation, avec le professeur Giacomini, c'est une hyperthénie ou une hyposthénie ; je vous dirai bien moins, avec un auteur tout moderne, qu'elle consiste dans une excitation de la vitalité, dans les ganglions nerveux de la vie organique ; car, dans ma pensée, ces différents mots ne font qu'exprimer les divers états morbides que fait naître la prédominence d'action de cette altération sur tel tissu, tel système ou tel organe. Ceci est de la médecine psycologique toute pure, c'est de l'ontologie la plus raffinée, je le sais et ne m'en défends pas. L'état morbide corporel, quant à son essence, n'est pas plus explicable que l'état morbide moral, et lorsque nous disons : Cet homme a du chagrin, son âme est inquiète, nous exprimons seulement une modification spirituelle de sa pensée, de son intelligence, sans savoir si elle consiste dans une condensation ou une raréfaction de son âme. Je me borne donc à dire et il me suffit de savoir que cette lésion du principe vital, source de tous les phénomènes morbides, peut se dissiper, ou naturellement, ou par l'emploi des moyens que l'expérience a démontré être propres à l'enrayer, à la détruire, et si, parmi ces moyens, il s'en trouve un dont la puissance curative soit le moins faillible, on écrira Unité thérapeutique à côté d'Unité pathologique.

La théorie que je viens d'exposer n'est pas une théorie oiseuse, purement spéculative, elle a une portée immense dans le traitement des maladies. Du principe de l'unité pathologique découle le principe de l'unité thérapeutique, c'est-à-dire l'application, dès le début de toutes les affections et pendant toute leur durée, mais surtout au début, des remèdes dont l'expérience a constaté l'efficacité pour détruire l'altération du principe vital dont elles émanent. Le premier, le plus puissant et le plus infaillible de ces remèdes est sans contredit le sulfate de quinine. Je voudrais qu'on élevât une statue à ce corrégidor de Loxa, qui, le premier, a conseillé l'usage de l'écorce végétale qui le contient. Le bien que cet Américain a fait à l'humanité est immense.

Après cet héroïque médicament, auquel le thérapeutiste Giacomini attribue une action hyposthénisante, ce qui veut dire qu'on peut l'administrer avec succès dans toutes les affections où domine la diathèse inflammatoire, viennent en première ligne le tartre stibié, le camphre, l'opium et l'éther; mais que ces substances sont loin d'avoir la spécialité d'action curative du sulfate de quinine, médicament dont les effets salutaires, bien qu'inexplicables, tiennent du prodige.

Ce n'est qu'après avoir rempli cette majeure et première indication, celle de neutraliser la lésion du principe vital par la méthode toute empirique dont je viens de parler, qu'il est avantageux de s'occuper des indications secondaires que font naître les troubles fonctionnels et les désordres organiques, d'où il suit qu'il y a deux traitemens à suivre au lit des malades.

Le premier, qui est employé en vue de neutraliser la lésion du principe vital, je l'appelle *traitement dynamique spécifique* ou *médication d'unité vitale;* le second, qui a pour but de combattre les troubles fonctionnels et les désordres organiques qui en dérivent, je l'appelle *traitement diathésique* ou *médication de vitalité et de matérialité organique.* L'un est simple, très-circonscrit et à la portée de tous: l'autre se meut dans un cadre immense; il exige, pour être bien administré, beaucoup de savoir, un grand jugement, et surtout cette finesse de tact médical qu'on ne peut acquérir qu'à l'aide de bonnes études théoriques et cliniques.

La pratique sans la science est un flambeau aux mains d'un aveugle.

La science sans la pratique est un arbre sans culture; ses fruits sont chétifs et amers.

Ici se termine l'exposition des principes de médecine que mon expérience m'a suggérés; on verra l'application que j'en fais au lit des malades au chapitre de cet Opuscule qui a pour titre: *de la Maladie.*

Maintenant un mot sur l'*Homœopathie*. Cette nouvelle théorie médicale n'est pas, comme l'ont dit quelques hommes ignorants ou jaloux avec une outrecuidance si indécemment grossière, une œuvre de charlatanerie. Hahnemann, qui en est le fondateur, est à mes yeux un des plus grands génies de notre époque. Le vitalisme a été son flambeau dans les savantes investigations pathologiques auxquelles il s'est livré ; malheureusement, selon moi, sa lumière lui a failli sur le point le plus capital ; car, prétendre que pour guérir les maladies il ne faut pas tenir compte de leur essence, mais seulement de leurs symptômes, c'est émettre une assertion contredite par les faits. Il me suffira d'un exemple pour le démontrer. Je suppose qu'on ait à traiter une fièvre intermittente encéphalique et une fièvre intermittente pneumonique, un praticien éclairé emploiera pour ces deux affections, dont les symptômes sont si dissemblables, un traitement identique, et il guérira. Ne faut-il pas en conclure que l'essence de ces deux maladies était une, quoique leurs physionomies fussent si différentes, et pourtant que la médication employée a eu pour effet de détruire l'état morbide dans son essence même, non qu'elle consiste dans l'intermittence dont je ne fais pas une entité, mais dans la lésion du principe vital, élément pathologique essentiel qui précède tous les autres, état morbide dynamique général, source incessante de tous les troubles fonctionnels et organiques, quelque diversifiés qu'ils soient, quels que soient la forme, le caractère et le type de la maladie.

Je soutiens donc, contrairement aux homœopathes, qu'il faut s'attacher avant tout à détruire l'état morbide au foyer d'où il émane, c'est-à-dire dans sa nature essentielle ; il faut agir ainsi, puisque de l'aveu même des partisans de l'homœopathie, la maladie préexiste aux troubles fonctionnels et aux altérations organique. Le peut-on ?..., En écrivant ces mots, *unité thérapeutique*, je crois avoir résolu affirmativement la question.

Prétendre aussi que l'action médicatrice des remèdes est en raison directe de leur divisibilité et qu'un millionième de grain d'une substance médicamenteuse a plus d'énergie dynamique que trois grains ou que trois grammes de la même substance, c'est vouloir établir un principe non-seulement très mystérieux, mais encore manifestement en opposition avec les lois du vitalisme. Pour qu'il en fût ainsi, dit le célèbre Frank, il faudrait prouver qu'on peut nourrir un homme avec un millionième de grain de pain ou de viande, et qu'on peut réparer ses forces avec un millionième de goutte de vin.

Quoi qu'il en soit, je me plais à dire que la philosophie médicale d'Hahnemann peut produire un jour de beaux résultats. La voie est ouverte; plusieurs savants sont à l'œuvre. Attendons...

Quant à la médecine du *Parasitisme*, quoique son inventeur soit placé au premier rang des sommités scientifiques, il m'est impossible de ne pas la proclamer fausse. Malgré son immense talent, M. Raspail ne persuadera jamais aux esprits supérieurs que la généralité de nos affections est produite par la présence dans nos tissus de certains animaux qui les rongent. Est-il croyable qu'une intelligence aussi élevée ait pu méconnaître le rôle immense que joue le vitalisme dans la production des maladies.

L'*Hydriatique*, ou la cure des maladies par l'eau froide est une hallucination de Priesnitz. Les médecins qui la proposent se garderaient bien de l'employer pour eux-mêmes ou pour leur famille.

CONCLUSION. — Le principe vital, qui est notre *criterium* en pathologie comme en thérapeutique, est un principe immatériel

qui préexiste à l'organisation; il est la source et la cause première de tous les actes fonctionnels de nos organes, en un mot de tous les phénomènes de la vie, soit en santé, soit en maladie; nous ne le confondons pas avec l'âme, autre principe immatériel qui émane du Ciel et qui a été donné à l'homme pour avoir la connaissance de Dieu, de lui-même et de ce qui l'entoure, pour avoir la notion du bien et du mal et la liberté de choisir. A la mort, ce dernier principe concentre nécessairement en lui tout ce qui a découlé de ces immenses prérogatives, c'est-à-dire, l'amour ou le mépris de Dieu, les bonnes et les mauvaises actions, les bons et les mauvais désirs. L'âme ainsi perfectionnée ou corrompue retourne au Ciel pour recevoir aux pieds de son Créateur et de son juge sa récompense ou sa punition.

Il y a donc trois choses bien distinctes chez l'homme : le principe vital qui l'anime, l'âme qui le fait penser, les organes qui le font sentir. L'intime association de ces trois choses constitue la vie humaine, que l'on peut définir : une série d'actions et de réactions immatérielles et physiques, dont l'enchaînement harmonique constitue la santé, et le désaccord la maladie.

Cette explication physiologique de l'homme n'est pas nouvelle; on en trouve le germe dans les ouvrages des plus grands philosophes de l'antiquité; on la découvre par induction dans les écrits d'Hippocrate, elle est clairement établie dans ceux de Galien. Plusieurs Pères de l'Église et les plus grands médecins des siècles passés n'ont pas compris autrement l'organisation humaine; elle est ainsi enseignée de nos jours par de savants physiologistes, et, à ce sujet, je me plais à proclamer hautement ici que les ingénieux et séduisants systèmes de Cabanis, de Gall, de Spurzheim et de Broussais ont été impuissants à chasser de l'esprit de la majorité des médecins le dogme si consolant de l'immatérialité et de l'immortalité de l'âme; il est même édifiant de pouvoir dire que plusieurs d'entre eux joignent à un grand savoir une grande piété. Nous pourrions en citer plus d'un et des plus habiles qui pratiquent toutes les vertus chrétiennes. Sublimes docteurs dont les consolations sont si persuasives au lit des moribonds et des malades, médecins modèles dont la conduite devrait humilier ces hommes à demi-savoir qui croient se grandir en affichant l'incrédulité et en traitant de momeries toutes les pratiques de notre sainte religion. Qu'il me soit permis de rappeler à ces petits impies la scène si religieusement touchante que la France a eue sous les yeux il y a peu d'années à la mort d'un grand diplomate.

Le vieillard moribond donne une main glacée à son médecin, de l'autre il bénit sa petite nièce, innocente et blanche fille dont les larmes tombent comme des perles sur son voile virginal; un prêtre lui donne à baiser l'image du Christ; tous prient pour l'agonisant. Admirable tableau où la science et la religion, la jeunesse et la décrépitude, l'innocence et le repentir se donnent la main sous les froides ailes de la mort.

Le médecin qui, dans cette scène lugubre, unissait dévotement sa prière à celle du prêtre était le savant professeur Cruveilhier, cet habile anatomiste qui voit si clairement *les pas de Dieu* dans la merveilleuse structure du corps humain.

DE LA SANTÉ.

La santé, ce sentiment de bien-être corporel qui résulte de l'accomplissement régulier de nos fonctions, est, après la vertu, ce qu'il y a de plus précieux pour nous sur la terre. C'est pourquoi la société a fait du souhait de sa conservation la règle de politesse la plus commune et la plus indispensable. Comment vous portez-vous? est la formule obligée de toute rencontre familière; je désire que votre santé soit bonne est la phrase de rigueur de toute missive affectueuse, et cependant, qu'il est petit le nombre de ceux qui suivent les règles que la morale et l'hygiène ont établies pour la conserver! que de belles santés flétries par la débauche, usées par l'intempérance, corrompues par le libertinage! que de gens infirmes ou malades, qui ne le seraient pas s'ils avaient été sobres et vertueux! La pratique de la sagesse et de la frugalité a fait parvenir jusqu'à la plus extrême vieillesse bien des hommes faibles et d'une santé très-délicate. Nous nous bornerons à citer Galien, ce célèbre médecin de Marc-Aurèle, qui répétait sans cesse à ses disciples qu'il faut sortir de table avec un reste d'appétit; l'illustre Malebranche, ce pieux philosophe visité des rois, véritable squelette vivant, qui poussa bien loin sa carrière; et surtout le noble Vénitien Cornaro, qui vécut plus de cent ans, quoique toujours valétudinaire.

Beaucoup altèrent leur santé parce qu'il ne veulent pas maîtriser leurs passions, modérer leur sensualité; beaucoup aussi parce qu'ils ignorent les règles les plus communes de l'hygiène, science qui enseigne à l'homme ce qu'il faut qu'il fasse et ce qu'il faut qu'il évite pour détruire ou atténuer toutes les causes d'insalubrité auxquelles il est sans cesse exposé. Les populations rurales sont plus particulièrement dans ce cas, et l'homme des champs qui, au premier coup-d'œil, semble se trouver dans les conditions les plus favorables pour jouir d'une bonne santé, est, par suite de cette ignorance, exposé à plus de maladies que le citadin : dans l'air qu'il respire, dans le soleil qui l'éclaire, dans les alimens qui le nourrissent, sous le toît qui l'abrite, il est continuellement sous le joug de l'habitude et de l'aveugle routine; il dort avec sécurité près du réchaud d'où s'exhale une vapeur asphyxiante; il vit sans crainte près du cloaque infect qui lui cause la fièvre et quelquefois la mort. Le corps baigné de sueur, il se repose sans appréhension sur la terre humide; il s'échauffe quand il faudrait se refroidir, s'excite quand il faudrait se calmer; il consacre à la passion du jeu, quelquefois à l'orgie le temps si court du repos; car, grâce à ce qu'on appelle assez improprement le progrès, nos campagnes ont perdu leur simplicité de mœurs primitive, et le villageois a renoncé comme l'oisif des villes aux paisibles jouissances du foyer. Ce qui est aussi bien déplorable dans cette classe si utile de la société, c'est son insouciance à se procurer ce qui contribue au bien-être de la vie intérieure, c'est de la voir consacrer à des dépenses frivoles, à des vêtemens somptueux, le faible gain de sa sueur, se condamnant ainsi à manquer du nécessaire pour satisfaire aux exigences d'une toilette outrée. Eh quoi! des habits de drap fin, des jupes de soie et des dorures là où il n'y a pas bon lit, bonne table et bon gîte ! Au-dehors toutes les apparences de la fortune, et au-dedans tous les indices de la pauvreté ! étrange conduite ! Disons donc bien haut à nos laborieux agriculteurs que la sotte vanité qui les pousse à sacrifier leurs faibles ressources pour avoir une mise luxueuse est folle et ridicule ; qu'ils ne peuvent la satisfaire qu'au détriment de leur bien-être corporel, et qu'il est bien plus profitable à la santé d'être bien couché, bien nourri, bien abrité que d'être élégamment vêtu. Ceci, on le voit, ne s'adresse qu'aux familles indigentes ou à faibles ressources ; celles qui sont dans l'aisance sont pardonnables de se laisser aller au besoin de luxe extérieur qui subjugue notre siècle.

La vallée si prodigieusement belle de végétation sur laquelle est situé Cabannes et les villages voisins se trouve dans les conditions de salubrité les plus favorables : couverte de végétaux, fréquemment purifiée par les vents du Nord, fertilisée et rafraîchie par les eaux de la Durance, qui circulent partout et ne stagnent nulle part, vivifiée par une atmosphère pure, les maladies graves s'y développeraient bien rarement, et les populations agricoles qui l'habitent jouiraient d'une santé parfaite si elles possédaient les notions les plus communes de l'hygiène ; mais ici comme ailleurs, l'homme des champs est dans l'ignorance la plus complète à ce sujet ; car l'instituteur communal, qui s'est époumoné à lui enseigner la règle des participes dont il ne sait plus un mot, ou la géographie qu'il a totalement oubliée, ne lui a pas appris la règle de salubrité la plus indispensable, son programme ne l'y soumettant pas. Je crois donc rendre service aux classes rurales en leur indiquant ce qui leur est utile ou nuisible en tout ce qui se rattache à leurs habitations, leur nourriture, leurs vêtemens, leurs travaux et leurs amusemens.

HABITATIONS. — Parmi les causes de maladies que l'homme peut atténuer ou faire disparaître, je place au premier rang l'insalubrité des habitations.

Une habitation est insalubre quand elle est humide et que ses ouvertures ne sont pas en nombre suffisant ou assez grandes pour que l'air et la lumière puissent y pénétrer largement, lorsque de grands arbres et un épais feuillage situés devant elle s'opposent à la libre circulation de l'air ; elle est très-insalubre lorsqu'elle est à proximité d'un cloaque ou d'un dépôt de fumier, quand la partie qu'on habite n'est pas séparée de l'écurie par une épaisse cloison, que la litière de cette écurie n'y est pas fréquemment renouvelée, quand la chambre à coucher n'est pas suffisamment éloignée du grenier à foin, à plus forte raison quand ce grenier est le lieu où l'on couche ; insalubre aussi lorsque n'ayent qu'un étage, cette habitation n'a pas un toît assez épais pour la garantir des vicissitudes atmosphériques, lorsque les cheminées rabattent, c'est à-dire, lorsqu'elles laissent échapper la fumée dans l'appartement, ou qu'on substitue à ce moyen de chauffage, qui est le plus sain, celui des poêles et des réchauds ; enfin une habitation est insalubre lorsqu'elle n'est pas tenue proprement et que le sol et les murs sont couverts de saletés et de poussière.

Le rez-de-chaussée de presque toutes les maisons des cultivateurs est creusé au-dessous du sol, ce qui fait que l'humidité y est permanente. Or, avoir son ménage dans un appartement humide, y élever ses enfans et surtout y coucher, c'est laisser planer sur soi et sur sa famille la cause la plus incessante d'insalubrité, c'est affaiblir sa constitution, c'est se prédisposer aux affections rhumatismales, aux névralgies, aux infiltrations et aux ulcères chroniques des jambes, enfin à toutes les maladies que l'exercice imparfait des fonctions de la peau peut occasionner ; c'est procurer à ses enfants un tempérament lymphatique, et conséquemment favoriser en eux le développement des écrouelles, du rachitisme, des vers, du carreau, de la teigne, du goître.

Les plantes qui croissent dans les terrains humides sont molles et sans vigueur; la sève de celles qui végètent dans les conditions opposées est plus riche et plus vivifiante. Les fruits des régions élevées sont plus parfumés et plus savoureux que ceux des régions basses; le gibier des montagnes est plus succulent que celui des vallées. Les mêmes conditions produisent les mêmes résultats dans l'espèce humaine : les habitans des localités humides ont peu d'énergie vitale; ils sont pâles, bouffis, scrophuleux et mous; les montagnards, qui vivent sous une influence atmosphérique opposée, sont sains, robustes et courageux. Depuis que nos jeunes campagnardes ont abandonné les travaux champêtres pour les travaux industriels, leur constitution s'est affaiblie; celles qui travaillent dans des fabriques humides sont prédisposées aux pâles couleurs, aux faiblesses d'estomac, à la leucorrhée et au trouble des fonctions utérines.

Une habitation humide est donc une habitation très-malsaine; il faut en goudronner les murs, en exhausser ou plancheïer le sol pour l'assainir.

L'homme se nourrit d'air ainsi que d'alimens, et sa santé exige que, comme de ceux-ci, il en ait une dose suffisante et de bonne qualité. Pour atteindre ce double but, il faut que le nombre et la grandeur des ouvertures de sa demeure soient proportionnés à la grandeur des appartemens : de cette manière, l'air s'y introduit largement, la lumière y pénètre avec abondance. Le grand air et le soleil fortifient; le manque d'air et l'obscurité débilitent.

Les arbres touffus, les treilles fourrées plantés devant les habitations ont le double inconvénient d'y gêner la circulation de l'air et d'y concentrer l'humidité ; ils garantissent, il est vrai, des ardeurs du soleil d'été, mais une tente procure le même avantage et ne cause point d'insalubrité. Les plantations d'arbres doivent se faire au nord des habitations ; là elles ont pour effet de les protéger contre la violence des vents hyperboréens et d'y offrir un refuge très-agréable au temps des grandes chaleurs.

La cause d'insalubité la plus majeure et la plus commune qui règne dans les pays agricoles consiste dans la pernicieuse habitude qu'ont les cultivateurs de pratiquer au-devant de leurs demeures une grande excavation où ils entassent leur fumier et où ils déposent leurs immondices. Ce cloaque, où pourrissent toute l'année les débris des substances animales et végétales du ménage, constitue un foyer permanent de fermentation putride d'où s'échappent continuellement des exhalaisons délétères qui corrompent l'air d'alentour. L'homme des champs vit en pleine sécurité près de ce réservoir infect ; il y a plus : pénétré de l'idée que son contenu est un élément de prospérité pour sa ferme, il en conclut faussement qu'il en est de même pour sa santé, et si quelque personne éclairée lui signale le danger de cet impur voisinage, il ne tient pas compte de ce sage avis, il s'en moque même : ce qui fait du bien aux plantes, dit-il, ne peut faire du mal à l'homme. Langage aussi pernicieux que ridicule!... Qu'il sache donc bien cet imprudent cultivateur, et disons-lui bien souvent que ce cloaque qu'il alimente avec tant d'ardeur est souvent la cause de sa destruction et de sa misère ; car c'est de là que se dégagent les principes malfaisants qui occasionnent les maladies de mauvaise nature qui ravagent sa maison ; c'est à ce foyer de putréfaction qu'il faut attribuer la couleur terreuse de ses enfans, la constitution fébrile de sa famille. Sans doute il est nécessaire, il est même indispensable que, dans chaque ferme, dans chaque mas il y ait un endroit destiné à l'entassement et à la fabrication du fumier, mais il est indispensable aussi pour la santé que cet endroit se trouve placé derrière et au nord de l'habitation, qu'il en soit distant autant que possible, afin de la soustraire à sa mauvaise influence.

Comprendront-elles maintenant, les populations agricoles, combien sont salutaires les mesures prescrites par l'autorité dans la saison chaude, pour les contraindre à l'arrosement et au balayage des rues, ainsi qu'à l'enlèvement du fumier qu'elles y déposent. L'état sanitaire des villages où ces mesures sont strictement exécutées est rarement troublé par les maladies de mauvaise nature, et plusieurs n'ont dû qu'à ces sages précautions d'avoir été préservés de graves épidémies.

Ce qui précède doit faire sentir combien il est important pour la santé d'entretenir une grande propreté dans les écuries et dans tous les lieux consacrés aux animaux; il convient donc qu'ils soient largement aérés et qu'on n'y laisse pas accumuler leurs produits excrémentiels, afin de ne pas établir des cloaques intérieurs mille fois plus nuisibles que ceux dont je viens de signaler le danger. Il convient aussi qu'il y ait entre ces lieux et l'appartement où se fait le ménage un mur de séparation bien conditionné, pour intercepter le passage de leurs exhalaisons.

Il se dégage des fourrages fraîchement rentrés, principalement de la luzerne, une vapeur nuisible à la respiration; pour cette cause, il faut éviter de coucher dans les greniers à foin à l'époque des fenaisons.

Dormir sur la paille, ou plutôt dans la paille est une chose misérable et malsaine : on peut y être piqué dangereusement par certains animaux venimeux qui s'y réfugient; on peut y contracter, par le contact de certaines poussières irritantes, des maladies éruptives; on y est mal garanti du chaud et du froid. « Je veux, disait le bon roi Béarnais, qu'il n'y ait pas paysan en mon royaume qui ne puisse mettre la poule au pot le dimanche » ; il aurait dû ajouter : et qui ne puisse reposer toutes les nuits sur un bon lit... Il faudrait ne pas avoir vu de près et souvent les grabats de beaucoup de cultivateurs pour fermer son âme à ce dernier souhait, pour ne pas désirer que chaque paysan ait, comme chaque soldat, un bon matelas et de bonnes couvertures sur sa couchette ; il faudrait être sans sollicitude pour cette classe si utile de la société pour ne pas lui répéter à satiété qu'il est plus avantageux pour la santé d'être bien couché que bien habillé.

Dans beaucoup de localités agricoles, la toiture des maisons est construite d'une manière vicieuse pour la santé : elle consiste dans la superposition et l'enchâssement de plusieurs séries de tuiles entre des solives : leur épaisseur n'est pas suffisante pour garantir des vicissitudes atmosphériques ; leur argile poreuse y laisse facilement pénétrer la chaleur, le froid, l'humidité et les gelées. Les enfans, les vieillards et surtout les malades en éprouvent de pernicieux effets. Si la maison est à construire, il faut placer les tuiles sur des planches ou tout au moins sur des briques, à défaut et plus économiquement sur une bonne couche de roseaux, comme faisaient les anciens ; si elle est construite, il faut faire plafonner la charpente du toît, ce qui est bien peu coûteux dans nos contrées.

Les cheminées bien construites sont les moyens de chauffage les plus sains et les plus naturels ; elles contribuent puissamment au renouvellement de l'air, fournissent une chaleur modérée et qui ne rayonne pas directement sur la partie supérieure du corps ; mal construites, elles vicient l'air des appartemens en y introduisant de la fumée, principe dangereux pour la respiration et qui occasionne des ophthalmies, des congestions cérébrales, des douleurs de tête et la suffocation.

Depuis quelques années, on a adopté dans nos villages l'usage des poèles en fonte pour la saison d'hiver. Je m'élève avec force contre cette dangereuse innovation. Les poèles ont l'inconvénient d'échauffer trop fortement et de trop dessécher l'air ; leur calorique rayonne avec violence sur toutes les parties du corps, la houille qu'on y brûle fournit plusieurs gaz nuisibles à la respiration. Mais le danger le plus saillant de ce moyen de chauffage consiste dans le brusque changement de température auquel il expose : une personne qui passe sans intermédiaire de l'appartement où rayonne un poèle ardent dans la rue, où la congélation s'opère, court le risque de contracter une fluxion de poitrine, un catarrhe, une esquinancie, etc., d'autant mieux que les organes pulmonaires y sont prédisposés par suite de la surexcitation que leur a causée la trop grande sécheresse de l'air intérieur et la présence des vapeurs nuisibles que la combustion de la houille a fait dégager. Pour atténuer autant que possible l'insalubrité que causent les poèles, il faudrait les placer dans l'âtre de la cheminée, et quand la combustion est ardente mettre sur le fourneau un vase plein d'eau. Mieux vaudrait leur substituer des grilles en fonte, où l'on fait brûler avec autant d'économie et plus de facilité de la houille et mieux du coke.

L'usage de placer des réchauds ou des brasiers dans les appartemens sans cheminée est excessivement dangereux : l'acide carbonique qui se dégage de ces foyers de chaleur peut gravement compromettre la santé. Au temps de l'éducation des vers à soie, bien des personnes s'exposent à mourir, parce qu'elles commettent l'imprudence de dormir à proximité des fourneaux où elles font brûler une grande quantité de charbon pour élever la température de la magnanerie.

Les bassinoires et les chaufferettes sont des moyens qui, employés sans discernement, nuisent beucoup à la santé ; il est bien plus simple de se réchauffer, soit avec des moines, soit avec des cruchons, des briques ou des cailloux chauds.

La propreté des habitations contribue plus qu'on ne pense au maintien de la santé. A Lacédémone, la loi punissait ceux qui étaient surpris en état de saleté dans leur ménage. Honneur au législateur spartiate qui avait rendu cette loi, car la saleté, quelque part qu'elle soit, est hideuse et malfaisante. Quand le sol, les murs, les meubles et tout l'intérieur d'une maison sont tenus proprement, il en résulte un bien-être moral et physique qui contribue beaucoup au bonheur de la vie. La propreté est le luxe du pauvre; elle donne un aspect attrayant à la plus chétive demeure; elle ennoblit pour ainsi dire la misère; mieux que cela, souvent elle éloigne la maladie. La saleté a des résultats tout opposés: elle attire le mal en accumulant autour d'elle des principes qui tendent à altérer la santé. Que la propreté règne donc dans vos maisons, utiles habitans des campagnes, si vous voulez être sains de corps et d'esprit; car la saleté est fille de la paresse, et la paresse est la mère de tous les maux. Ne dites pas que le temps et l'argent vous manquent pour être propres: quelques centimes d'eau de chaux, une éponge, un balai et quelques instans de travail suffisent pour approprier et conséquemment assainir vos demeures.

VÊTEMENS. — L'homme s'est construit des habitations pour atténuer l'influence des vicissitudes atmosphériques; il s'est fabriqué des vêtemens pour se garantir des intempéries de l'air. Ceux-ci doivent donc varier suivant les climats et les saisons; autrefois on pouvait ajouter et suivant les états, mais aujourd'hui la différence des rangs n'est plus marquée par la diversité des costumes; la mode, cette ambitieuse et séduisante reine, a étendu son pouvoir jusque dans les hameaux les plus reculés; toutes ses lois y sont fidèlement observées, tous ses caprices scrupuleusement imités; et si nos paysagistes voulaient peindre des laboureurs et des bergers dans le genre classique, ils seraient obligés d'aller chercher leurs modèles dans quelque pays ignoré des Alpes ou de l'Auvergne, ou peut-être plus sûrement dans les Œuvres de Florian ou sur les toiles de Poussin. Qui l'aurait cru! la fashion a pénétré dans nos campagnes, et maintenant beaucoup de nos jeunes villageois diffèrent peu du citadin sous le rapport de la mise, et même, il faut l'avouer, sous le rapport de la tournure. Je voudrais pouvoir en dire autant de nos jeunes et jolies villageoises; mais, par amour pour elles et pour la vérité, je suis obligé de convenir que la mode, en touchant trop souvent de ses ailes leur grâcieux costume arlésien, en a effacé les plus jolis plis. Ce costume est un de ceux qui perdent leur grâce en perdant leur simplicité.

Quoi qu'il en soit, ce luxe dans les vêtemens, qui a envahi nos campagnes d'une façon si désordonnée, est une véritable calamité pour certaines familles: le pauvre lui doit sa misère, l'homme peu aisé sa ruine.

Les vêtemens de travail du cultivateur comme ceux de tous les hommes de peine, doivent être commodes et souples: de cette manière ils facilitent les mouvemens et ne gênent pas la circulation. En été, un chapeau de paille à larges bords, une blouse de toile grise, un pantalon léger soutenu par une large ceinture modérément serrée autour des reins, car il faut bien se garder de porter des bretelles en travaillant, une chaussure souple. En hiver, un chapeau de feutre sans apprêt, un tricot de laine, une blouse de coton, un pantalon de drap et une forte chaussure.

Il est avantageux à tout le monde, mais surtout aux cultivateurs, de s'habituer à toutes les intempéries; l'homme des champs, doit braver le froid et le chaud, les vents et la pluie. tout cela, il est vrai, dans de justes limites; il fera donc bien de donner à ses enfans une éducation physique en rapport avec leur destination: ceux qui courent à demi vêtus et sans souliers ne sont pas les moins vigoureux ; Henri IV n'aurait pas eu une si forte constitution si, dans son enfance, il n'avait été élevé à la dure dans les montagnes des Pyrénées. Sans doute la santé exige que l'on se vêtisse chaudement en hiver, mais cette règle a des bornes qu'il ne faut pas dépasser : plus on se couvre, plus on est sensible au froid, et plus, conséquemment, on est sujet à prendre mal ; aussi je blâme l'usage si généralement répandu des gilets de flanelle ; ce vêtement ne doit être prescrit qu'aux personnes dont la poitrine est irritable et qui sont prédisposées aux maladies des voies aériennes. Il n'en est pas de même du caleçon qui, comme moyen de propreté, est indispensable à tout le monde. On ne doit jamais garder sur son corps de vêtemens mouillés. Quelques paysans ont la bonne habitude de changer de chemise au chantier quand ils sont trempés de sueur ; je les loue beaucoup de cette précaution : en se conduisant ainsi, plusieurs évitent une maladie.

La propreté du linge est une chose de la plus haute importance pour le bon état de la santé : la gale, les dartres et plusieurs affections de ce genre ne sont dues le plus souvent qu'à la saleté du linge et de la peau ; il est donc bien plus utile d'avoir dans sa garde-robe des draps de lit et des chemises que des tissus de soie et des dentelles.

La propreté de la peau facilite l'exhalation cutanée. Malheureusement les gens du peuple n'emploient que rarement, pour ne pas dire jamais, les moyens adoptés pour la nétoyer ; ils n'ont qu'une faible idée de l'effet salutaire des bains, dont ils regardent l'usage comme une pratique de sensualité. Il est à regretter que notre Divin Législateur n'ait pas fait, comme dans l'ancienne Loi, un précepte religieux des purifications corporelles.

NOURRITURE. — Les alimens ont une influence prodigieuse

sur la santé : l'agriculteur ne doit pas l'ignorer, lui qui en *fait* journellement l'épreuve sur ses bestiaux, dont il sait varier avec beaucoup de discernement la nourriture, selon les exigences des saisons, de leurs travaux, de leur âge et de leur tempérament, lui qui répète souvent que le bon fourrage fait la bonne viande. Nous serons donc sûr d'être écouté quand nous lui dirons :

Que la sobriété est la mère de la santé et que les trois-quarts des maux qui affligent l'espèce humaine sont causés par l'intempérance et l'ivrognerie ;

Que la gourmandise et l'orgie usent le corps et épuisent la bourse ; qu'elles attirent la misère et usent la vie ;

Qu'en fait d'alimens, la bonne qualité est préférable à la quantité ;

Que le bon pain, le bon vin et la bonne soupe sont la base d'une bonne alimentation ;

Que l'usage de la viande devrait entrer pour un tiers dans la consommation alimentaire rurale, c'est-à-dire, que les cultivateurs devraient avoir la soupe grasse et le bouilli deux fois la semaine ;

Que le nombre de ses repas et sa bonne ou mauvaise chère doivent être relatifs à la durée de son travail et à son intensité ;

Qu'il faut repousser de sa table le pain qui contient de l'ivraie, les viandes malsaines, le vin tourné, les légumes fermentés, les fruits verts, et surtout les champignons ; ceux que l'on croit comestibles sont quelquefois bien vénéneux ;

Que les alimens qui se digèrent le mieux sont ceux auxquels on est accoutumé et que, par conséquent, pour se faire un bon estomac, il faut en varier autant que possible l'alimentation et l'habituer de bonne heure à ce qui est doux comme à ce qui est salé, à ce qui est fade comme à ce qui est épicé, aux mets grossiers comme aux mets délicats.

Que c'est l'éducation et l'habitude qui font naître certaines appétences ou certains dégoûts : les Chinois se régalent quand ils mangent des vers à soie et des nids d'hirondelles ; les habitans de l'Archipel Océanique préfèrent la viande de chien au meilleur gibier ; les limaçons étaient un mets exquis pour les Romains ; la nécessité d'un régime naît moins des exigences du tempérament, que des exigences de l'habitude ;

Qu'il est dangereux, quand le corps est échauffé, de se désaltérer à l'eau des ruisseaux, et que le vin trempé est la boisson la plus salutaire pendant les chaleurs de l'été.

TRAVAIL. — La loi du travail, imposée par Dieu à l'humanité, a le double avantage de fortifier la santé et de calmer les passions. L'oisiveté, mère de tous les vices, énerve l'âme et le corps. Le monde est un vaste chantier où chaque homme doit sa part de travail, suivant son énergie, son aptitude et ses besoins : aux uns les travaux du corps, aux autres ceux de l'intelligence ; à tous, mais surtout aux riches, le grand œuvre de la charité évangélique.

Trois fois soit béni le maître qui traite ses ouvriers comme des frères, et qui, fidèle aux lois de l'humanité, ne cesse de s'occuper de leur bien-être moral et physique.

Honneur au riche, honneur à l'industriel, honneur au législateur, à l'homme de lettres, au philosophe, qui s'intéressent avec une constante sollicitude au sort de la classe ouvrière, qui s'occupent des moyens propres à leur faire une condition plus heureuse au sein de notre société, dont ils sont un des élémens les plus utiles.

N'est-il pas temps enfin que la question de l'organisation du travail, si violemment débattue depuis bien des années, soit résolue dans un esprit d'ardente humanité, et que l'artisan, le cultivateur et tout ce qui constitue la classe ouvrière, puisse toujours échapper aux horreurs de la misère et pouvoir, en santé comme en maladie, se procurer, sans recourir au moyen dégradant de la mendicité, tout ce qui est indispensable aux besoins de la vie.

Oh! quand viendra le jour où le fardeau qui courbe le dos de l'ouvrier sera moins pesant? quand viendra le jour de l'affranchissement des travailleurs, c'est-à-dire, l'élévation de leur salaire, l'effacement de leur humiliation, et la consécration définitive de leurs droits à tous les biens de la terre? Oui, mon Dieu, que chaque homme, quel qu'il soit, puisse jouir de tous vos dons, et que le journalier puisse aussi s'asseoir avec joie au banquet de la vie et avoir sa part des jouissances honnêtes de ce monde. Courage, honnêtes ouvriers, courage, le temps n'est pas loin où les moissons se doreront pour vous comme pour le riche, où vos labeurs seront plus doux; car *celui qui donne la pâture aux petits des oiseaux* ne vous a point oubliés, et vous êtes aussi ses enfans; et vous aussi, courage, paisibles agriculteurs, ne vous impatientez pas et attendez sans murmurer l'amélioration de votre destinée; car vous avez la meilleure part dans les travaux corporels, vous accomplissez votre tâche au sein de la belle nature, et pendant huit mois de l'année, votre chantier est décoré de fleurs, de gazon et d'oiseaux, votre travail commence et finit avec le cours du soleil, comme la fourmi, vous vous reposez dans vos demeures pendant les rigueurs de l'hiver, heureux si vous avez comme elle amassé pendant les beaux jours de quoi subsister au temps des frimats. Le travail des champs a été chanté par les poètes, et les consuls romains conduisaient la charrue. Qu'ils sont bien plus à plaindre ceux qui se livrent aux labeurs des professions industrielles; beaucoup ne gagnent leur pain qu'au détriment de leur santé, beaucoup aussi doivent à l'insalubrité de leurs travaux la courte durée de leur vie.

Le travail quand il ne dépasse pas certaines limites et qu'il est en rapport avec les forces est éminemment utile à la santé.

Le travail est un besoin naturel, la paresse est un vice acquis : l'un fortifie le corps, et rassérène l'ame, l'autre amollit les organes et corrompt l'esprit. Le premier amène l'aisance et les bonnes mœurs, le second produit la misère et le crime.

Traçons maintenant quelques règles hygiéniques relatives aux travaux des champs.

Les cultivateurs doivent éviter de travailler pendant la nuit. Les rosées prédisposent aux fièvres intermittentes, les gelées blanches aux affections rhumatismales et à celles des voies aériennes; pour la même raison, ils doivent quitter le chantier quand il pleut ou qu'il neige, aux heures des repas comme à celles du repos, ils doivent éviter de s'asseoir sur la terre humide, encore plus de s'y coucher, et attendre pour se réfugier dans les lieux très ombragés, que leur corps ne soit plus dans un état de grande sueur. Au temps de la moisson ils ne doivent pas s'exposer, nue tête, à l'action des rayons solaires; les affections cérébrales sont quelquefois le résultat d'une insolation trop ardente. Au temps de la vendange, ils doivent se soustraire à l'action malfaisante des vapeurs que dégage la fermentation vineuse.

Il est prudent de se laver les mains à l'eau de savon, quand on a manipulé le fumier, j'ai vu des boutons charbonneux être le résultat de ce manque de précaution.

Les cultivateurs dont le tempérament est sanguin ou qui ont la poitrine délicate, ceux surtout qui sont sujets aux congestions cérébrales, doivent s'abstenir de greffer ras de terre ; les pépiniéristes qui se livrent à ce travail qui dure souvent plusieurs jours devraient s'agenouiller sur un paillasson pour se garantir de l'humidité du terrain.

Le travail du louchet et de la faux ne convient qu'aux ouvriers robustes.

Dans la saison des arrosemens, il arrive que des cultivateurs passent des nuits entières à la belle étoile, et que quelques-uns dorment imprudemment sur le gazon humide, tête nue et sans chaussure, nous les prévenons qu'ils s'exposent à en être dangereusement malades.

Ceux dont la respiration n'est pas libre, dont les poumons sont délicats, doivent s'abstenir de vanner le blé, d'emballer la garance et de tout travail qui les expose à respirer un air fortement chargé de poussière.

REPOS, SOMMEIL, DISTRACTIONS. — Le ciel nous a donné l'exemple du repos, les livres saints nous apprennent qu'après avoir accompli les merveilles de la création, Dieu se reposa le septième jour. Le repos est un des besoins les plus nécessaires de l'économie animale. Tout ce qui vit et s'agite, le subit impérieusement. Le repos est donc comme le travail une loi de Dieu et de la nature. Il en est du repos comme de l'exercice; modéré, il répare les forces et facilite le jeu des fonctions organiques; trop long-temps prolongé, il épuise et énerve. Il en est aussi du repos comme de la nourriture, sa dose doit être plus ou moins grande, selon que le travail est plus ou moins long, plus ou moins fatigant. Le repos le plus réparateur est celui que procure un bon sommeil, point de bon sommeil sans une conscience tranquille. Voyez donc comme tout se lie et s'enchaîne dans les lois de la vie morale et matérielle. Il n'y a pas un précepte hygiénique qui ne se rattache à un précepte de morale et cette science est obligée de nous répéter à tout moment, que les bonnes mœurs et la sagesse sont indispensables au maintien de la santé.

Le sommeil est le grand moyen réparateur des forces de la vie, il retrempe le corps et l'ame, il chasse le chagrin, fait taire la douleur, répare nos organes, rafraîchit notre esprit. Par le sommeil, le pauvre oublie sa misère, le riche ses ennuis le captif ses fers. Le sommeil, l'espérance et la religion sont les trois ancres de salut de la vie, ou plutôt ce sont trois talismans que la Providence dans son infinie bonté a donnés à l'homme, pour conjurer tous les maux de la terre et pour fortifier son ame et son corps au sein des tourmentes humaines. La nuit est le temps le plus favorable au sommeil, c'est quand la nature est pour ainsi dire muette et voilée, que l'homme des champs doit s'étendre sur sa couche pour y reposer ses membres fatigués, et puiser dans un long et paisible sommeil de nouvelles forces pour le lendemain. Qu'il se garde donc bien, s'il veut être frais, heureux, dispos et content, de consacrer au jeu, à l'orgie ou à la débauche le temps si précieux du repos.

Les distractions paisibles, les amusemens honnêtes, et toutes les récréations qui sans trop fatiguer le corps égayent doucement l'esprit sont indispensables à la santé de l'homme de travail; nous sommes donc heureux quand nous voyons le dimanche nos agriculteurs grands et petits, riches et pauvres se livrer à la joie, au plaisir et aux amusemens; heureux, quand nous voyons à certaines époques de l'année notre jeunesse villageoise rire, chanter, sauter, danser et farandouler au son des joyeux instrumens. Mais nous souffrons et nous sommes courroucés, tant nous les aimons, quand nous les voyons se livrer sans retenue aux excès de table, quand nous les voyons s'énivrer, faire l'orgie et passer la nuit au cabaret.

Nous sommes indignés et prêts à sévir contre eux, quand

nous apprenons qu'ils se livrent sans réserve à la funeste passion du jeu..... Oh ! mes amis, le jeu, le jeu, passion affreuse, passion exécrable qui enfante tous les vices, qui conduit à tous les crimes, qui fait détester le travail, qui trouble la tête et empoisonne le cœur, qui jette le désordre, la misère et le désespoir dans vos familles, passion qui vous rend mauvais fils, mauvais père, mauvais époux, mauvais ami, mauvais citoyen, et qui après vous avoir fait escroc et voleur, vous pousse sans merci vers l'assassinat.

Je viens de parler du jeu, cela devrait me conduire à parler des passions dont l'influence est si prodigieuse sur la santé, mais n'ai-je pas dit que le travail est leur antidote, ne s'ensuit-il pas qu'elles doivent avoir peu de violence au sein de nos populations agricoles et que, bien que leur contact plus fréquent avec nos grandes cités, les expose à quelques souillures morales, leurs travaux pénibles et journaliers les garantissent de ces feux dévorans que l'ambition, la vengeance, l'orgueil, la haine, l'amour et tant d'autres passions allument au cœur des classes oisives. Il en est une cependant et des plus hideuses qu'il n'est pas rare de trouver dans la paisible retraite des champs : je veux parler de l'*Envie*, passion honteuse et dégradante, passion des petits esprits et des cœurs égoïstes, essentiellement nuisible au bonheur et à la santé. Pour s'en préserver ou s'en guérir, il faut se bien pénétrer de l'idée que quel que soit notre lot sur la terre, nous avons toujours quelque mérite à acquérir, quelque bien à opérer, que ce n'est ni le rang ni la fortune qui rendent l'homme supérieur, ni les honneurs ni les distinctions qui le rendent heureux, mais bien la paix du cœur, l'estime de soi-même, la bienveillance pour les autres et la vertu, et qu'en définitive, riches ou pauvres, puissants ou faibles, nous aboutissons tous au même but, à la fosse.

EDUCATION DES ENFANS. — Il règne toujours dans nos campagnes une profonde ignorance sur tout ce qui se rattache à l'éducation physique des enfans ; on n'y a pas encore renoncé à l'usage du maillot, de la bouillie, des lisières et des narcotiques. Nos paysannes restent ébahies quand on leur conseille de baigner leurs nourrissons, on y continue l'allaitement bien au-delà du terme convenable ; donnons à nos villageoises quelques conseils salutaires à ce sujet, au risque de prêcher dans le déser, car s'il faut en croire Zimmermann, il serait plus facile de transporter les Alpes en Asie, que de désabuser une femme entêtée.

Il faut laver l'enfant qui vient de naître avec de l'eau tiède, et après l'avoir essuyé avec des linges chauds, on le place sur des langes, puis on l'enveloppe d'une petite couverture de flanelle ou de molleton, qne l'on fixe, sans trop la serrer, autour de son petit corps, car il faut bien se garder d'en faire comme autrefois de petites momies vivantes, qu'on me passe l'expression, en les sanglant de la tête aux pieds de manière à ne pas permettre le plus petit mouvement à leurs jolis petit membres.

On doit lui présenter le sein de sa mère huit ou douze heures après sa naissance. En attendant ce délai on peut lui faire prendre de l'eau sucrée ou du lait de vache coupé avec une décoction de riz ou d'orge.

La nourriture la plus convenable à l'enfant qui vient de naître c'est le lait de sa mère ; on ne doit recourir aux nourrices, que dans le cas ou le mauvais état de sa santé ou un vice de constitution ne lui permettent pas de remplir ce devoir sans danger pour elle ou pour son enfant. Les meilleures nourrices sont celles dont la santé est intègre, le sang pur, les mœurs douces, le lait ni trop épais ni trop coulant et suffisamment sucré, et qui réunissent à tous ces avantages ceux de la propreté et de l'intelligence.

Il vaut mieux nourrir un enfant avec le lait des animaux qu'avec celui d'une mauvaise nourrice. Le lait d'anesse est celui qui se rapproche le plus de celui de la femme, sa rareté est cause qu'on emploie le plus ordinairement celui de vache ou de chèvre.

L'allaitement doit être exclusif pendant les trois premiers mois; au bout de ce temps on doit commencer à donner de temps à autre à l'enfant quelques cuillerées de crême de pain sucrée; à six mois il faut lui faire prendre des potages gras, et à mesure qu'il avance en âge, varier la nature et augmenter la quantité de ses alimens.

Il est avantageux de ne faire tetter les enfans qu'à des heures réglées, avantageux aussi de les faire tetter avec modération.

Le sévrage doit se faire au plutôt à neuf mois et au plus tard à dix-huit.

Un trop long allaitement procure aux enfans une constitution lymphatique, leur donne des humeurs.

Il ne faut jamais faire tetter un nourrisson après une forte émotion, sous peine de le rendre bien malade.

Il faut vêtir légèrement les enfans, leur coiffure ne doit être ni lourde ni chaude; il faut les habituer de bonne heure au grand air et à l'exercice.

Il est pernicieux de les soutenir avec des lisières, cette mauvaise habitude a causé bien des difformités.

Il faut les bercer aussi rarement que possible, il faut surtout ne jamais se permettre de leur faire boire de l'eau de pavot, si l'on ne veut les exposer à des affections cérébrales ou tout au moins à un affaiblissement de l'intelligence.

Il faut les laver et les baigner souvent, rien ne leur est plus utile que la propreté.

Il faut bien se garder de placer leur berceau au coin de la cheminée, comme le font quelques mères ignorantes, les exposant ainsi à tous les dangers d'une lente asphyxie.

Leur couchette doit être plutôt dure que molle.

L'âge le plus convenable pour les vacciner est celui d'un an : plutôt et en tout temps si la petite vérole est à craindre.

La mère qui néglige de faire vacciner son enfant se rend coupable d'inhumanité.

Celle qui le vaccine elle-même et sans l'assistance d'un homme de l'art, commet un acte d'imprudence, car il y a une bonne et une mauvaise vaccine dont elle est incapable de distinguer les caractères.

Parvenus à la seconde enfance, les enfans doivent être habitués à toute espèce d'alimens et à toute espèce de température ; ils doivent être corrigés de leur gourmandise, de leur paresse et de leur mutinerie. L'éducation morale doit commencer au berceau ; c'est pour avoir négligé ce précepte que bien des mères de famille ont eu à gémir de la désobéissance, du mauvais caractère et par suite de l'inconduite de leurs enfans.

L'exercice que procurent tous les jeux de cet âge est presque aussi favorable à leur santé que la nourriture.

On ne doit pas les soumettre aux travaux du corps ni à ceux de l'esprit avant sept ans.

HYGIÈNE DES VIEILLARDS. — Avant d'exposer les règles d'hygiène applicables à la vieillesse, nous avons un devoir rigoureux et pénible à remplir et comme médecin et comme magistrat, celui de signaler à la réprobation publique tous les hommes qui manquent aux devoirs de la piété filiale. Il nous est impossible de cacher les profondes émotions que nous ne cessons d'éprouver depuis que nous vivons au milieu des populations rurales, en voyant le peu de respect, le peu d'amour et le peu de soins qu'on y a pour la vieillesse et le barbare délaissement auquel elle est exposée. Oui, et j'ai honte de le dire, nous trouvons fréquemment à notre porte de pauvres vieillards moins courbés sous le poids des ans que sous celui de la douleur et de la faim, qui les larmes aux yeux viennent implorer notre intervention pour obtenir de leurs enfans, grand Dieu ! quelle humiliation ! une place à leur table, un gîte à leur foyer, prêts à se contenter, nous disent piteusement quelques-uns, des débris de leur table pour se nourrir, de la paille de leur grenier pour se coucher ; quel abîme de misère et d'immoralité !... Qu'êtes-vous devenues, belles mœurs antiques ! vie patriarchale des siècles passés, temps à jamais regrettable où les vieillards toujours au premier rang sous le toît de famille jouissaient du bonheur de voir leurs enfans et toute leur vivante postérité venir matin et soir demander leur bénédiction paternelle, après avoir respectueusement baisé leur tête chauve ou leur main ridée.

Je vous en conjure, bons habitans des campagnes, revenez à des sentimens meilleurs à l'égard de la vieillesse et si, ce qu'à Dieu ne plaise, vous ne craignez pas les châtimens du ciel, craignez du moins les menaces de l'avenir qui tient suspendus sur vos têtes, les mêmes outrages, les mêmes humiliations, le même délaissement et les mêmes souffrances pour vos vieux jours, si vous ne vous corrigez.

Les vieillards doivent autant que possible être bien nourris, bien vêtus et bien couchés; ils doivent s'abstenir des travaux pénibles, des boissons spiritueuses et des repas copieux. Ils doivent éviter avec le plus grand soin l'humidité, le refroidissement et les fortes émotions ; le bon vin et la bonne soupe doivent être la base de leur alimentation.

DE LA MALADIE.

A l'origine du monde, le principe vital étant plus près de sa source, les organes qu'il met en jeu étant plus sains, la vie humaine dût être très longue, très florissante et la maladie dût rarement en altérer le cours. Il faut aussi ranger parmi les causes de la vigueur et de la longévité des premiers hommes, la simplicité de leurs mœurs et leur frugalité ; mais le principe vital s'étant affaibli et les organes s'étant détériorés par le laps du temps et la corruption des sociétés, le cercle de la vie s'est rétréci et le nombre des maladies s'est accru. La civilisation en grandissant nos besoins et en stimulant nos passions a multiplié les causes qui portent atteinte à notre santé. Il n'est donc pas surprenant que de nos jours la somme des maux qui affligent l'humanité soit si élevée.

La fréquence des maladies, leur gravité et leur durée sont donc en partie, le produit de cette civilisation avancée qui comme la statue de Janus a deux faces opposées, dont l'une est tournée vers le bien, l'autre vers le mal.

Au commencement des siècles, le traitement des maladies fut l'œuvre de la nature, c'est-à-dire, que les malades indiquèrent eux-mêmes et par instinct les remèdes qu'ils croyaient propres à leur guérison, il dut fréquemment réussir, car la nature se trompe rarement dans les besoins qu'elle fait naître ou les moyens qu'elle inspire pour chasser le mal. *Invenit natura sibi ipsi vias non ex cogitatione...* Elle trouve, sans y penser, les voies dont elle a besoin a dit Hippocrate.

Ainsi que je l'ai dit au commencement de cet ouvrage, les malades firent part de leurs découvertes, l'observation les enrégistra, l'expérience et quelquefois le hasard les agrandit.

L'histoire nous enseigne que dans l'ancienne Égypte et dans quelques villes de la Grèce, il était d'usage d'exposer les malades sur les places publiques, afin que les passans pussent donner leur avis et indiquer les remèdes qu'ils avaient employés. De cette manière s'établit cette méthode naturelle de traitement à laquelle on donna le nom *d'empirisme* recueillie par les hommes de génie, fortifiée de leurs lumières, accrue de leur expérience, puis étayée du progrès de certaines sciences, cette médecine expérimentale et naturelle prit la dénomination de médecine hippocratique, du nom de son principal fondateur. Quoique souvent obscurcie, elle est parvenue jusqu'à nous de siècle en siècle, sans jamais se perdre, grâce aux habiles médecins qui, dans tous les temps, ont su résister aux séductions si fréquentes de l'erreur.

Je m'éloignerais de mon but, si je traçais ici toutes les méthodes de traitement qui ont été pratiquées depuis les temps historiques jusqu'à nous. Disons seulement que la doctrine d'Hippocrate a toujours été et sera toujours le fil conducteur pour trouver la vérité médicale à travers le dédale de tous les systèmes qui encombrent la médecine.

La divergence des opinions pour expliquer les phénomènes morbides a fait naître la divergence des méthodes pour les traiter.

Les médecins qui ont cru que les maladies provenaient de l'altération de nos humeurs, les ont traitées par les remèdes qu'ils croyaient propres à modifier le sang et la lymphe. De là l'emploi de ce qu'ils appelaient les incrassans, les désobstruans, les incisifs, les apéritifs, les évacuans, etc.

Ceux qui les ont cru produites par le resserrement ou le relâchement des solides ont fait usage tantôt des excitans, tantôt des émolliens.

Ceux qui les ont considérées comme le résultat d'un excès ou d'une diminution des forces ont donné tour-à-tour des débilitans et des toniques.

D'autres qui croient que les phénomènes morbides sont presque toujours déterminés par l'élévation de la vitalité au-dessus de son rithme normal ce qu'ils appellent hypersthénie ou par son abaissement, hyposthénie, ont adopté deux grandes classes de remèdes ceux dits hiposthénisants ou contro-stimulans, et ceux dits hipersthénisants ou contro-débilitants. En définitive cette théorie ne diffère pas des précédentes, car, que l'on dise avec Hoffmann spasmes et atonie, avec Brown, excitabilité et faiblesse, avec l'école italienne sthénie et asthénie, toujours est il que l'on part du même principe pour l'explication des faits pathologiques, et qu'à quelque chose près on en tire les mêmes inductions pour la thérapeutique.

M. Broussais et ses adeptes partant de ce faux principe que la généralité des maladies dérive de l'irritation de la muqueuse digestive ont employé à profusion, et si je ne craignais de faire une plaisanterie déplacée, je dirais jusqu'à extinction de chaleur naturelle, les sangsues, la saignée, les boissons gommeuses et la diète, ce qui, dans notre opinion, n'a pas peu contribué à éclaircir les rangs de la société et à faciliter l'exercice de la médecine à bien des ignorans.

Hahnemann et ses disciples croyant avoir découvert que pour

guérir une maladie quelconque, il suffit d'administrer à des doses infinitésimales, des substances ayant la propriété de développer la même maladie chez un homme sain, ont fait revivre avec quelques variantes la méthode dite des semblables ou de substitution.

M. Raspail qui attribue les cinq sixièmes de nos maladies à la présence dans nos organes de certains animaux parasites, a fait du camphre son remède universel.

Quelques médecins croyant trouver dans les phénomènes si étranges et si prodigieux du magnétisme animal une ressource pour le traitement des maladies ont quelquefois recours à la lucidité des somnambules pour faire choix de leurs moyens.

J'ai à parler maintenant d'une méthode de traitement qui n'est pas nouvelle, puisqu'elle remonte à l'origine de la science, de celle des vitalistes, c'est-à-dire, de ceux pour qui les maladies sont le résultat d'une perturbation dans le principe de la vie, qui conséquemment s'attachent pour les combattre à l'emploi des moyens que l'expérience a signalés comme éminemment propres à le faire cesser.

Cette théorie curative dont Van Helmon, Stahl et Barthez sont les principaux coryphées nous a toujours paru la plus rationnelle et la plus fructueuse au lit des malades et nous sommes persuadés que les hommes de l'art qui la pratiquent obtiennent les plus fréquens succès. Oui, le médecin qui est convaincu qu'au-delà de nos organes, au-delà des solides et des liquides qui les constituent se trouve un principe qui est la source et la cause première de tous les phénomènes morbides et pour qui la maladie est une réaction occasionnée par la perversion de ce principe, ou, si vous l'aimez mieux, de cette nature qui peut seule guérir, *Natura morborum medicatrix*, de cette nature dont selon l'expression du grand Boerrhaave et de l'illustre Baglivi, il ne doit être que le ministre. Ce médecin dis-je guérira plus souvent que les autres, car il ne bornera pas ses investigations à la recherche des organes souffrans, ses moyens ne se réduiront pas à atténuer les désordres qui s'y manifestent, que diriez-vous d'un agronome qui pour ranimer un arbre malade ne s'occuperait pas du sol qui le fait vivre, du manufacturier qui pour régulariser le mouvement de ses machines ne tiendrait pas compte du moteur. Il s'élèvera à de plus hautes considérations et ne perdra jamais de vue que la maladie est la souffrance du principe vital, que la fièvre est la manifestation première de cette souffrance, que dès-lors la première et la plus imposante indication à remplir consiste à la combattre par son antidote, le sulfate de quinine, substance à jamais précieuse et que l'on peut administrer sans crainte dans les phlegmasies les plus prononcées, remède improprement qualifié d'anti-périodique et qu'il est plus vrai d'appeler anti-fébrile, car la fièvre s'efface toujours devant lui, qu'elle soit continue, rémittente ou intermittente, larvée ou ostensible, remède tellement sûr, tellement indispensable pour la guérison des maladies, qu'il constitue pour moi cette unité thérapeutique dont j'ai parlé plus haut, cette première indication satisfaite, il s'occupera de celles que font naître les troubles fonctionnels ainsi que de celles des désordres matériels qui en sont le résultat. Il tiendra compte des exigences constitutionnelles et idiosyncrasiques, respectera scrupuleusement les besoins instinctifs, les désirs prononcés et surtout les tendances critiques. La constitution atmosphérique et les maladies régnantes seront aussi l'objet de son attention. En résumé, dans tous le cours de la maladie et tant que le mal durera, il ne cessera d'appliquer ses moyens curatifs d'abord au principe vital, puis aux fonctions, puis aux organes. En d'autres termes, il aura constamment trois médications à suivre, une médication *d'unité vitale*, une médication *de vitalité organique* et une médication *de matérialité organique*. Mais sur toutes choses, il se gardera bien d'épuiser les forces de son malade. Il ne le saignera pas jusqu'à six fois, il ne le couvrira pas de sangsues, ne le condamnera pas inhumainement à la diète pendant quinze, vingt, trente et quelquefois soixante jours, il ne lui refusera pas de manger quand il aura faim, il ne le fera pas gorger de boissons quand il n'aura pas soif, car il aura toujours présente à la pensée cette belle et grande maxime du père de la médecine. *Natura cum nihil didicerit facit, quæ expediunt.* La nature fait ce qui convient sans avoir rien appris.

Cette dernière méthode de traitement n'a été ainsi formulée par aucun médecin, je ne l'ignore pas, et j'ai la certitude qu'elle rencontrera beaucoup d'improbateurs qui la trouveront prodigieusement bizarre, prodigieusement excentrique et qui ne manqueront pas de s'écrier : rêverie ! hallucination ! nouvel anneau à ajouter à la chaîne des hérésies médicales !... Je m'en console en pensant qu'elle est le fruit de mes méditations, de mon expérience et de mes succès. Fais ce que dois, advienne que pourra, a dit un sage. La science humaine est un temple ouvert à toutes les offrandes. La mienne est bien infime, je le sais, mais elle n'est pas d'emprunt, c'est un produit de mon crû que ma conscience déposeavec une respectueuse fermeté sur l'autel, dussent prêtres et lévites le repousser comme indigne et le fouler aux pieds. Ne sais-je pas que ce ne sont pas les graines souillées qui prospèrent le moins !

Cette méthode de traitement, est celle que nous pratiquons avec succès depuis plus de quinze ans, nous l'avons appliquée dans toute son extension l'an dernier à l'occasion d'une épidémie de pneumonie qui sévissait dans la contrée que nous exploitons; nous y avons traité soixante-trois malades d'après ces erremens, nous n'en avons perdu que quatre qui portaient depuis long-temps des lésions organiques. les cinquante-neuf restans ont tous mangé le dixième jour, tous ont été mis à l'usage du bouillon vingt-quatre heures après leur alitement, vingt seulement ont été saignés. (1)

RÈGLES A SUIVRE A L'ÉGARD DES MALADES EN L'ABSENCE DU MÉDECIN. — On ne jouit pas à volonté de l'assistance du médecin; l'isolement et plusieurs autres causes peuvent nous priver momentanément du bénéfice de ses soins. Il est donc bien utile de connaitre les règles qu'il est avantageux de suivre en son absence.

La plus importante et la plus indispensable de ces règles consiste à savoir pour ne jamais plus l'oublier que chez tout homme malade, il y a une nature bienveillante qui veille à sa conservation, qui lui inspire instinctivement la conduite qu'il doit tenir, les besoins qu'il doit satisfaire, les soins qu'il doit rechercher; qu'il ne faut jamais se mettre en opposition avec elle et qu'à tout prendre, il vaudrait mieux se passer de médecin que d'en avoir un qui méconnaîtrait sa voix.

Il est rare que le mal nous attaque d'emblée et à l'improviste, presque toujours les maladies sont précédées de quelques symptômes précurseurs. Les plus fréquents sont les suivants : malaise général, lassitude des membres, manque d'appétit, léger mal de tête. Dès qu'on les éprouve, il faut se hâter de suspendre ses occupations, se mettre au repos, diminuer ses alimens, ne prendre même que du bouillon, faire usage d'une tisane légèrement nourrissante; la meilleure est celle qui est préparée avec l'orge ou le riz; en boire modérément et proportionnellement à la soif qu'on éprouve, à défaut, la limonade cuite ou crûe suivant la saison; les boissons préparées avec les plantes émol-

(1) Nous donnerons l'histoire détaillée de cette épidémie remarquable, dans un recueil d'observations cliniques que nous nous proposons de publier bientôt : en médecine surtout, les principes devant être confirmés par les faits, nous en fournirons un très-grand nombre et des plus concluants, à l'appui de notre théorie

lientes sont nuisibles dans la pluralité des cas, elles empâtent sans avantage les voies digestives. Quelques bains de pieds sinapisés, un peu de distraction sans fatigue, tels sont les moyens qu'il faut employer à cette époque d'invasion, ils peuvent efficacement seconder les efforts que fait toujours la nature pour se débarrasser du mal et en enrayer le cours.

Si on est assez heureux pour découvrir la cause occasionnelle de l'indisposition dont on est atteint, il faut se conduire en conséquence, c'est-à-dire, qu'il faut exciter la transpiration par des boissons chaudes et légèrement excitantes, telles que les infusions de thé, de tilleul, de sureau, de mélisse, si on a éprouvé un grand refroidissement ou une suppression de sueur. Si au contraire, on a enduré un grand échauffement, une violente agitation, une excessive fatigue, il faut se tempérer par le repos, les boissons rafraîchissantes et les bains.

Si le mal va continuant nonobstant ces sages précautions, il faut se hâter d'appeler son médecin, car les chances de guérison d'une maladie sont plus ou moins grandes selon qu'on s'est plus ou moins hâté de réclamer les secours de l'art.

DIÈTE. — Il n'y a pas d'inconvénient, quand on est malade, il est même presque toujours prudent de se soumettre pendant vingt-quatre heures au moins et trois jours au plus à une abstinence complète, mais passé ce terme, je soutiens et je voudrais pouvoir crier partout au son de trompe, que la diète absolue est éminemment nuisible et que prolongée pendant quinze, vingt, trente et quelquefois soixante jours elle est souvent meurtrière ; elle épuise les forces, que dis-je, elle irrite, oui, elle irrite je vous le dis bien haut, fidèles partisans de la méthode débilitante à tout prix; l'estomac cet organe important qui fonctionne trois ou quatre fois par jour depuis la naissance ne peut être condamnée à une aussi longue inertie, sans en éprouver une grande perturbation, sans souffrir, sans être irrité, c'est de là que naissent ces gastralgies ou ces gastrites dont vous avez fait votre pivot pathologique.

Oui, l'organisation ne peut être privée pendant si long-temps des principes réparateurs que la digestion lui fournit sans en être profondément troublée, sans perdre ses forces, c'est-à-dire, les armes dont elle a besoin, dans de justes bornes, pour combattre son ennemi, la maladie.

Il est donc indispensable pendant tout le cours des maladies de soutenir l'énergie vitale, par l'usage des crêmes ou des bouillons et même d'une alimentation légèrement substantielle, si elles se prolongent. Dans ce dernier cas aussi, on remplace avantageusement les tisanes par l'eau sucrée aromatisée, l'eau rougie, ou le vin blanc et la bière largement trempés.

Aussitôt qu'un malade témoigne le désir de manger, il faut s'empresser de le satisfaire, en lui donnant des bouillons à la semoule, ou des purées, puis des soupes au riz, puis enfin par prudente gradation des alimens de plus en plus substantiels, ceux surtout dont il a l'habitude.

On a dans les maladies chroniques fait abus de la suppression du régime animal, dont on a fait un épouventail aux malades et on les a indéfiniment soumis à l'usage du régime dit adoucissant. Je les ai souvent guéris de leurs maux, en leur prescrivant les toniques, les alimens nourrissants et le bon vin.

SAIGNÉE. — Ce moyen très puissant quand il est employé à propos et avec modération, est très dangereux si on en use avec prodigalité.

Saigner jusqu'à six et même huit fois, c'est dans mon opinion, faire une œuvre de boucherie.

Le sang est pour ainsi dire le grand réservoir de nos forces, si on le répand sans mesure on aggrave les maladies, et on épuise pour long-temps les malades. Quelques personnes brillantes de santé ont l'habitude de se faire saigner une ou plusieurs fois l'année, je blâme cette conduite et je dis que c'est plus par le régime et l'observation des règles hygiéniques que par la soustraction du sang qu'il faut combattre la pléthore ; il y a j'en conviens, quelques exceptions à faire à cette règle, mais elles sont bien rares.

SANGSUES. — Leur usage est devenu si banal, que les neuf-dixièmes des malades portent les traces de leur piqûre. La nécessité de leur emploi est dix fois moins fréquente qu'on ne croit ; disons néanmoins qu'appliqué à propos ce moyen est quelquefois très efficace ; appliqué intempestivement et sans modération, il amène tous les mauvais résultats que j'ai signalés en parlant de l'abus de la saignée.

VÉSICATOIRES. — Ce moyen très en crédit chez le peuple et surtout chez les femmes, procure quelques succès quand il est employé avec discernement. Il est contre-indiqué chez les sujets très irritables, et dans tous les cas ou l'éréthisme nerveux et l'élément inflammatoire sont très prononcés. Pour prévenir l'irritation que font naître dans les voies urinaires les emplâtres vésicatoires préparés avec la poudre de cantharides, il suffit de les recouvrir d'un papier joseph imbibé d'huile camphrée. Un vésicatoire trop rouge nécessite l'emploi d'un cataplasme émollient ; trop blafard, celui d'une pommade excitante.

LAVEMENS, CATAPLASMES, FRICTIONS, FOMENTATIONS. — Usitées dans presque toutes les maladies, toutes ces choses sont très souvent avantageuses et bien rarement nuisibles, quand elles sont préparées avec des substances émollientes; faites avec des substances médicamenteuses énergiques, le médecin seul peut en indiquer l'opportunité.

SOINS HYGIÉNIQUES. — L'air que respirent les malades doit être aussi pur que possible, donc fréquemment renouvellé. par suite d'un préjugé presque indéracinable chez le peuple, l'appartement qu'ils occupent est toujours très soigneusement fermé ; on se garde d'en ouvrir les croisées. On est aussi dans la mauvaise habitude d'y placer des réchauds ou des brasiers quand il est dépourvu de cheminée. Cette conduite est dangereuse pour les personnes en santé, à plus forte raison pour les malades.

Un préjugé non moins déplorable consiste à croire qu'il faut rarement changer les linges d'un malade, et que, dans le cas où l'on ne peut s'en dispenser, il convient de n'employer que des linges sales. Cette pratique est aussi pernicieuse qu'absurde et dégoûtante. La propreté dans tout ce qui se rattache au malade, étant une condition indispensable pour le succès du traitement.

Quelques personnes ont la mauvaise habitude de réveiller les malades, dans la bonne intention de leur administrer du bouillon, de la tisane ou les médicamens prescrits ; cela leur est nuisible dans la généralité des cas. Le sommeil naturel est pour eux le meilleur des bouillons, la plus calmante des potions.

La tranquillité de l'esprit, les distractions douces sont indispensables aux malades. Il faut donc les garantir de tout sujet de tristesse, leur épargner les émotions fortes, les pensées noires, n'admettre auprès d'eux que des personnes prudentes, raisonnables, affectueuses et gaies, éviter avec grand soin de leur faire apercevoir les craintes que leur position inspire et le chagrin qu'elles causent.

Il faut surtout éloigner sans ménagement de leur lit toutes ces bégueules et commères qui ne se rendent auprès des malades que pour bavarder ou médire, souvent même pour y critiquer les prescriptions du médecin et proposer avec une audacieuse témérité leurs ridicules, quelquefois leurs dangereux moyens de guérison.

CONFIANCE EN SON MÉDECIN. — La médecine met en usage pour le traitement des maladies internes deux principaux moyens : l'influence morale et les médicamens. Le médecin judicieux et instruit compte autant et plus sur le premier de ces moyens que sur le dernier ; il sait très-bien et ne perd jamais de vue que si son malade n'a une entière confiance en lui, ses chances de guérison diminuent de la moitié, et qu'alors autant par humanité que par respect pour lui-même, il doit promptement s'en éloigner.

Cette influence morale qui naît de la confiance est tellement importante pour le succès du traitement que je ne crains pas de dire qu'il serait plus avantageux pour un malade de réclamer les secours d'un médecin peu éclairé, mais jouissant de ses sympathies, que ceux d'un médecin très capable qui lui déplairait.

Jugez maintenant si l'homme de l'art qui a de la dignité et du savoir, qui conséquemment est doué de cette élévation de sentimens qu'exige sa profession, peut être accessible au plus petit sentiment de haine envers un client qui le délaisse.

PLAIES, CONTUSIONS, FRACTURES, LUXATIONS. — Ce qu'il y a de mieux à faire dans tous ces cas, en attendant les secours du médecin, c'est d'appliquer sur les parties atteintes, de la charpie ou du linge imbibé d'eau. La compression et l'eau froide sont les meilleurs moyens pour se rendre maître momentanément des hémorrhagies.

BRULURE. — Ici c'est aussi l'eau froide et encore mieux la neige ou la glace qu'il faut employer en attendant le médecin, puis l'application du coton cardé, après avoir percé avec une aiguille les vessies qui peuvent s'être formées. Ce dernier moyen qui était très en usage chez les Grecs est vanté aujourd'hui par beaucoup de praticiens.

EMPOISONNEMENT. — Les habitans des campagnes sont plus particulièrement exposés à s'empoisonner par le vert-de-gris et les champignons ; dans l'un et l'autre cas ce qu'il y a de plus urgent à faire, en l'absence du médecin, c'est de faire vomir le malade en lui administrant de l'eau chaude et en chatouillant le fond de sa gorge avec les barbes d'une plume, après quoi si c'est le vert-de-gris qui est la cause de l'empoisonnement, lui faire prendre des blancs d'œuf délayés dans de l'eau et à défaut de la farine de blé délayée aussi dans le même liquide ; s'il a été produit par les champignons, il faut lui faire avaler de l'eau vinaigrée ou de l'eau citronnée.

MORSURES D'ANIMAUX VÉNIMEUX. — La morsûre des abeilles ou des guêpes est sans importance. L'eau fraîche avec addition de quelques gouttes d'eau-de-vie ou d'eau-de-cologne est le remède le plus convenable pour apaiser la douleur et prévenir le gonflement. Celle des scorpions et de certaines araignées est un peu plus sérieuse, elle nécessite l'emploi de l'eau salée et de l'eau de cologne pure ; la plus dangereuse est celle de la vipère, si on a le malheur d'en être piqué, il faut tout de suite après avoir bien fait saigner la plaie, appliquer fortement en le renversant, un verre dans lequel on a mis de l'étoupe, du chanvre ou du coton allumé, puis cautériser profondément avec un fer rouge ; sept à huit heures après on applique sur l'escarre un large vésicatoire, si toutefois le médecin n'est pas arrivé pour prescrire lui-même d'autres moyens.

La morsure des animaux enragés nécessite la même conduite.

ASPHYXIE. — Dans l'asphyxie produite par la combustion du charbon, La première chose à faire c'est d'exposer le malade au grand air, de lui jeter sur le visage de l'eau froide vinaîgrée, de pratiquer sur tout son corps des frictions avec de la flanelle ou des linges bien chauds ou imbibés d'eau-de-vie, puis insuffler de l'air dans ses poumons de bouche à bouche ou au moyen d'un soufflet ; brûler des allumettes soufrées sous ses narrines, puis administrer un lavement d'eau salée, ou d'eau fortement vinaigrée ; appliquer sur la poitrine et sur les cuisses des cataplasmes de moutarde, et si l'on peut, faire avaler quelques cuillerées de vin chaud.

L'asphyxie des noyés demande les mêmes soins, seulement il faut bien se garder de suspendre le noyé par les pieds ; il faut tout simplement le coucher sur le dos, la tête un peu élevée et légèrement inclinée du côté droit afin de faire écouler les liquides muqueux qui obstruent la bouche et les voies aériennes.

Celle des nouveaux nés oblige aux moyens suivants : débarrasser la bouche de l'enfant des mucosités qu'elle peut contenir, insuffler de l'air dans ses poumons, laisser couler le sang par le cordon si sa face est bouffie et violette ; si elle est pâle ainsi que son corps, pratiquer des frictions avec des linges imbibés d'eau-de-vie faible ou de vin, appliquer sur l'épigastre un emplâtre de farine de lin saupoudré de moutarde.

Ici se termine la tâche que nous nous sommes imposée ; il nous est doux de croire que si nous l'avons bien remplie, nous aurons payé notre dette d'affection aux populations rurales qui nous ont honoré de leur confiance, doux aussi de penser que si un jour le destin nous appelait ailleurs, nous leur laisserions un souvenir de nos bonnes intentions pour elles et qu'en récompense du peu de bien que nous leur avons fait, elles voudraient bien nous honorer d'un souvenir d'estime affectueuse.

FIN.

BIBLIOTHÈQUE NATIONALE R.F. IMPRIMÉS

www.ingramcontent.com/pod-product-compliance
Ingram Content Group UK Ltd.
Pitfield, Milton Keynes, MK11 3LW, UK
UKHW021651260726
13994UKWH00003B/1404